DIETA DUKAN
Y SALUD

Dr. Álvaro Campillo;
Dr. Jesús Cánovas;
Mari Carmen Hernández;
Dr. Miguel Martín; Dr. Robert Su

DIETA DUKAN Y SALUD

Lucha contra la diabetes, la hipertensión, la arteriosclerosis y el sobrepeso

RBA

© del texto: Álvaro Campillo; Jesús Cánovas; Mari Carmen Hernández;
Miguel Martín; Robert Su 2012.
© de esta edición: RBA Libros, S.A., 2012.
Avda. Diagonal, 189 - 08018 Barcelona.
rbalibros.com

Primera edición: octubre de 2012.

REF.: ONFI538
ISBN: 978-84-9006-439-9
DEPÓSITO LEGAL: B-27.955-2012

ÍNDICE

I

Desaprendiendo desde las bases de la nutrición. La pirámide nutricional

Siempre que enseñes, enseña a dudar de lo que enseñas.

José Ortega y Gasset

Aprender a desaprender para volver a aprender

Este encabezado resume de forma sencilla pero rigurosa cómo se elabora el conocimiento científico gracias a la observación, la experimentación y, de nuevo, la observación. En efecto, el conocimiento humano no se basa en conceptos inamovibles sino que es un proceso fluido, basado en la investigación, el pensamiento crítico y la capacidad de reconocer que las ideas no son fijas y podemos estar equivocados. Solo así podremos construir un mundo mejor, basado en las mejores evidencias científicas disponibles, y al servicio del ser humano, para mejorar su calidad de vida y avanzar hacia el futuro.

El concepto de «desaprendizaje» es inherente al ser humano. El conocimiento humano se ha enriquecido gracias a nuestra capacidad de cambiar de opinión y reconocer que estábamos equivocados. Así, y en contra de lo que se creía en un primer momento, la ciencia acabó por reconocer que es la Tierra la que gira alrededor del Sol, y no a la inversa. En otro orden de cosas, también se creía que el aceite de oliva y el pescado azul eran nocivos para la salud, pero se ha tenido que reconocer que son muy beneficiosos. Tampoco se aceptaba que el tabaco favoreciera la aparición del cáncer. Los ejemplos son innumerables. Pero solo hace unos pocos años que los pensadores, científicos, psicólogos y divulgadores científicos han empezado a enseñar el desaprendizaje de forma explícita en las escuelas y universidades de todo el mundo.

La ciencia de la nutrición, como cualquier otra ciencia, también está sujeta a la investigación, al desarrollo de conceptos nuevos y al desaprendizaje. Por ello vamos a explicarle de forma sencilla, amena y divertida, pero sin faltar al rigor científico, todos los conceptos relativos a la nutrición que necesita saber (claro está, una vez desaprendidos y reaprendidos), para que comprenda qué es lo mejor para su salud y la de sus seres queridos, y qué puede hacer para llevar una vida plena, sana y llena de energía y vitalidad.

Somos lo que comemos

Todos los seres vivos necesitamos energía y nutrientes para llevar a cabo nuestros procesos vitales y reproducirnos. Las plantas obtienen la energía del sol y de los nutrientes del suelo, mientras que los animales obtenemos la energía y los nutrientes de los alimentos que comemos. Los humanos somos omnívoros; es decir, podemos comer plantas y animales.

Como es lógico, la calidad del agua, del aire que respiramos y del ambiente en el que vivamos, o en el que vivan las plantas y animales que consumamos, va a influir en nuestra salud y bienestar físico, así como en la calidad de los alimentos que comemos. Las carnes y pescados de calidad nos proporcionan todas las vitaminas y minerales que necesitamos para llevar una vida plena, incluso la vitamina C, que es la menos abundante en los alimentos de origen animal. Si observamos una dieta baja en carbohidratos, las cantidades de vitamina C serán más que suficientes, ya que el metabolismo de los hidratos de carbono es el que requiere mayores cantidades de esta. Los inuit (antes llamados esquimales) no consumen ningún alimento de origen vegetal, pero no presentan enfermedades carenciales por déficit de vitaminas o minerales, debido a que su alimentación a base de carne de pescado y grasa de foca es de alta calidad, tanto por el entorno sano y natural donde viven como por los nutrientes que consumen.

Los alimentos están compuestos de nutrientes, que básicamente son macronutrientes de los siguientes tipos:

- Carbohidratos (llamados también hidratos de carbono)
- Proteínas
- Grasas
- Otros, como las vitaminas y sales minerales.

¿QUÉ SON LOS MACRONUTRIENTES?

Los macronutrientes son los carbohidratos, las grasas y las proteínas. Hay nutrientes esenciales que nuestro organismo no es capaz de sintetizar. Por eso debemos obtenerlos de la dieta. Esto garantiza nuestra supervivencia.

Los macronutrientes desempeñan una o varias de las siguientes funciones:

- **Función energética,** mediante la cual proporcionan el «combustible» necesario para llevar a cabo nuestras actividades vitales. Para entendernos, se trata de la gasolina que nos permite mantenernos activos y en funcionamiento.
- **Función estructural,** por la que le suministran a nuestro cuerpo el «material» que le permite reconstruirse continuamente; es decir, nuevas células que sustituyan a las

más usadas, así como las reparaciones posteriores a una enfermedad o un accidente, o el crecimiento durante los primeros años de vida. Su misión es similar a la de los constructores que cambian piezas usadas y reconstruyen las partes dañadas.

- **Función reguladora,** que responde a las necesidades del organismo de componentes especiales para asegurar las reacciones enzimáticas, el transporte molecular, el sistema hormonal o el sistema inmunitario. Podríamos decir que se asegura de que las comunicaciones no se corten.

¿QUÉ SON LOS CARBOHIDRATOS?

Los carbohidratos son los nutrientes formados por agua y carbono. Su función principal es la **energética.**

El ser humano apenas los consumía cuando era cazador y recolector, ya que su presencia en la naturaleza siempre ha sido muy escasa, y se limita a la miel y las frutas de temporada que se pueden consumir durante unos pocos meses al año. No obstante, abundan en todo el mundo desde que se generalizó la agricultura, hace solo unos seis mil años.

No existen carbohidratos esenciales, ni ningún requerimiento metabólico por el que debamos consumirlos.

A pesar de que los carbohidratos no son esenciales, y de que si se consumen en exceso generan problemas de salud, muchas de las verduras (en concreto, las de hoja verde, el tomate, la cebolla y el ajo) presentan una particularidad: aportan grandes cantidades de fitoquímicos, vitaminas, minerales y antioxidantes, y apenas contienen azúcares ni calorías. Las verduras son el equivalente actual de las raíces de las plantas y las algas marinas, que nuestros antepasados consumieron con profusión. Sin embargo, la fruta no aporta todos estos beneficios, ya que su contenido en azúcar es alto y, salvo algunas excepciones como las frutas del bosque, prácticamente no aportan ni fitoquímicos ni la cantidad de antioxidantes presente en las verduras o las algas marinas. Por tanto, los carbohidratos más sanos que se pueden consumir son las verduras.

¿QUÉ SON LAS GRASAS?

Las grasas constituyen un grupo muy heterogéneo de sustancias, entre las que se encuentran los triglicéridos (que sirven para proporcionar energía), así como los fosfolípidos y el colesterol (que forman las membranas).

Las grasas desempeñan una función energética de forma muy eficiente, pues proporcionan 9 kilocalorías por gramo frente a las 4 de los carbohidratos. Además, el tejido adiposo es el depósito de reserva energética más grande que existe en el organismo. Por último, ejercen una función reguladora, ya que controlan y modifican la flexibilidad y la rigidez de las membranas celulares, y producen los distintos tipos de lipoproteínas y colesterol del organismo.

Algunas de estas grasas son esenciales para vivir, y se necesitan unas cantidades diarias mínimas para que nuestro organismo funcione de manera correcta.

¿QUÉ SON LAS PROTEÍNAS?

Las proteínas están formadas por unas unidades básicas llamadas aminoácidos. Cada proteína es una cadena, más o menos larga, de veinte aminoácidos distintos que se van repitiendo y entremezclando. Diez de estos veinte aminoácidos son esenciales.

Su nombre proviene del griego *protos* ('primordial', 'lo primero'), ya que son las responsables de todo cuanto acontece en el interior de las células: el desarrollo del sistema inmunitario, la rapidez de las reacciones corporales, la expresión del material genético en forma de péptidos y proteínas, los cambios de estado anímico y hormonal, o el funcionamiento de los neurotransmisores. Son tan importantes que si no consumimos la cantidad mínima diaria necesaria, nuestro metabolismo se verá afectado y desarrollaremos patologías y disfunciones.

Existen proteínas esenciales sin las que no podríamos vivir, y se necesitan unas cantidades diarias mínimas de proteínas para asegurar el correcto funcionamiento de nuestro organismo.

LOS ALIMENTOS

Los alimentos naturales se componen por varios nutrientes. Todos contienen agua, carbohidratos, grasas y proteínas en diferentes proporciones. He aquí unos ejemplos:

- 100 g de filete de ternera: 21 g de proteínas, 3 g de grasas, 76 g de agua, y diversas vitaminas y minerales.
- 100 g de lentejas cocinadas: 9 g de proteína, 1 g de grasas, 20 g de carbohidratos, 70 g de agua, y diversas vitaminas y minerales.
- Un tomate: 1,5 g de proteínas, 1,5 g de grasas, 6 g de carbohidratos, 141 g de agua, y diversas vitaminas y minerales.
- Una manzana: 1 g de proteínas, 1 g de grasas, 21 g de carbohidratos, 180 g de agua, y diversas vitaminas y minerales.
- 100 g de merluza: 16 g de proteínas, 3 g de grasas, 1 g de carbohidratos, 80 g de agua, y diversas vitaminas y minerales.
- 200 g de pasta (seca): 24 g de proteínas, 4 g de grasas, 148 g de carbohidratos, 24 g de agua, y diversas vitaminas y minerales.

En la siguiente tabla se resumen las características fundamentales de cada uno de los macronutrientes, así como en qué
alimentos se pueden encontrar.

	Carbohidratos	**Proteínas**	**Grasas**
Funciones	Energética	Estructural Reguladora Energética	Energética Reguladora Estructural
Fuentes	Cereales, legumbres, leche, frutas, verduras, dulces y productos industriales	**Principal:** Carne, pescado, queso, setas, huevos **Secundaria:** cereales, legumbres, lácteos **Terciaria:** frutas, verduras	Aceites, mantequilla, margarina, carne, pescado, huevos, queso, lácteos
¿Alguno es esencial?*	NO	SÍ 10 de los 20 aminoácidos que forman las proteínas	SÍ Ácido linoleico (omega 6) y linolénico (omega 3)
Cantidades mínimas diarias necesarias	No hay (el cuerpo puede sintetizar todo lo que necesita)	0,8-2 g/kg de peso y día	Mínimo: 30% de las calorías de la dieta (5-10% linoleico y linolénico)

* El término «esencial» hace referencia a los nutrientes que no podemos
sintetizar, y que debemos obtener de la dieta para garantizar nuestra supervivencia.

Uno de los conceptos relativos a la nutrición que casi todos conocemos y hemos aprendido es el de la llamada **pirámide nutricional,** que siempre se pone como ejemplo gráfico y visual para explicar cómo debemos diseñar una dieta sana y equilibrada. De esa pirámide surgen las proporciones de macronutrientes que deberíamos tomar al día:

- Carbohidratos: 55-60 % del total de calorías diarias.
- Proteínas: 15-20 % de las calorías diarias.
- Grasas: 20-25 % del total de calorías.

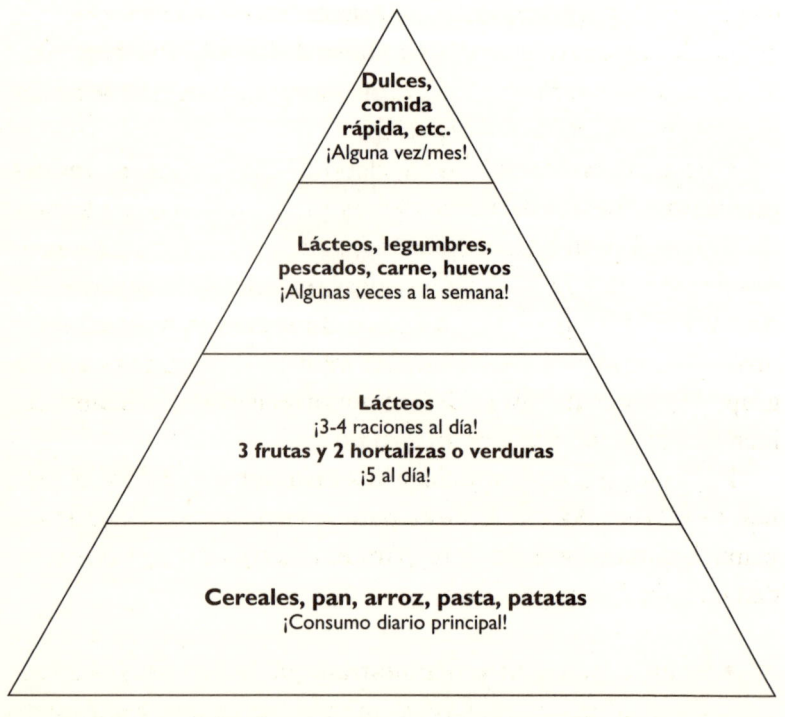

Seguro que habrá visto pirámides como esta cientos de veces en las cajas de cereales, en los cartones de leche, o en la consulta de su médico. Pero ¿de dónde viene este concepto? Desde el punto de vista científico ¿es totalmente correcto y bueno para nuestra salud seguir sus indicaciones?

EL CONOCIMIENTO CIENTÍFICO (RECORDATORIO)

Antes de adentrarnos en la interesante historia de la pirámide nutricional, debemos recordar que el establecimiento de todo conocimiento científico debe seguir los siguientes pasos:

En primer lugar, elaborar una hipótesis. Supongamos que tengo una idea que creo que puede ser cierta; por ejemplo, que un índice elevado de colesterol es la causa de los infartos. Este punto de partida me permite elaborar experimentos que servirán para probar o refutar mi hipótesis.

Por tanto, **en segundo lugar** debo **diseñar y realizar los experimentos** que nos permitan demostrar que estamos en lo cierto. Siguiendo con nuestro ejemplo, deberemos formar dos grupos de pacientes cuyas características sean similares, excepto en sus índices de colesterol, y efectuar un seguimiento para comprobar si existen diferencias en el número de infartos en cada grupo. Esto nos permitirá decir si un nivel elevado de colesterol incrementa el riesgo de infartos o no.

En tercer lugar, se publican los resultados y las conclusiones. Es el paso más importante para la ciencia y los ciudadanos y, muchas veces, el más duro para el investigador, ya que pueden ocurrir dos cosas:

• Si los experimentos demuestran que la hipótesis planteada es falsa, los dejaremos sin publicar la gran mayoría de veces (o bien por desilusión, o bien porque pensemos que los resultados negativos no hacen avanzar la ciencia), lo que es un error, ya que saber que una sustancia produce una enfermedad es tan importante como saber que no la produce.

- Por el contrario, si hemos conseguido demostrar la hipótesis, no solo publicaremos los resultados sino que intentaremos difundirlos en el mayor número de medios posible.

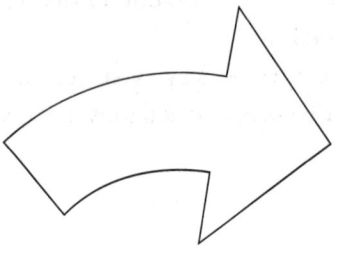

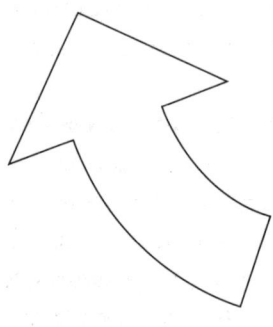

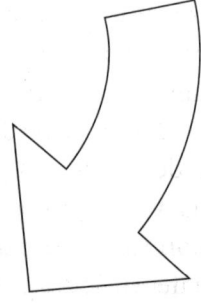

Publicación de resultados (positivos o negativos)

Elaboración de una o varias hipótesis y nuevas hipótesis, si falla la primera

Diseño de experimentos para intentar demostrar o refutar la hipótesis

Las recomendaciones de la pirámide nutricional, tal y como la conocemos en la actualidad, fueron establecidas en Estados Unidos en la década de 1950. Sus tres artífices principales fueron Ancel Keys, director del Laboratorio de Higiene Fisiológica de la Universidad de Minnesota; un popular senador llamado George McGovern; y el Departamento de Agricultura de Estados Unidos (USDA) junto con el Instituto Nacional de Salud Americano (NIH).

Empecemos por Ancel Keys y su teoría de que el colesterol está en el origen de las enfermedades cardíacas.

Ancel Keys

Siguiendo el esquema ya expuesto de desarrollo de la ciencia, el doctor Keys creía que el exceso de grasas presente en la dieta era la causa de las elevadas tasas de infartos y enfermedades cardiovasculares en Estados Unidos (hipótesis), así que en 1951 comenzó a recopilar datos relativos al tipo de alimentación y el porcentaje y tipos de enfermedades que padecían sujetos de distintos países del mundo (experimento).

En 1953 publicó un estudio en el que analizaba datos procedentes de seis países (Australia, Canadá, Irlanda, Japón, Italia y Estados Unidos) en el que se recogían variaciones del porcentaje de consumo de grasa en la dieta y de las tasas de enfermedades cardiovasculares. De este modo, Keys demostró que cuanto mayor es el consumo de grasas presentes en la dieta, mayor es el número de muertes por arteriosclerosis (obstrucción de los vasos sanguíneos por placas de colesterol) y enfermedades cardíacas.

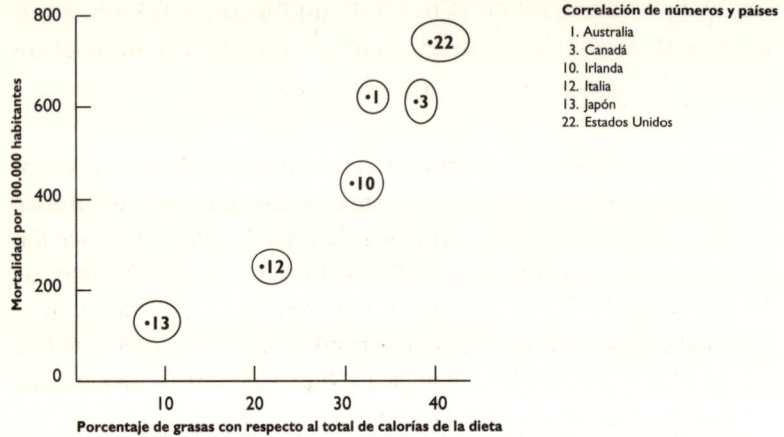

Mortalidad por arteriosclerosis y enfermedades cardíacas y porcentaje del total de calorías en forma de grasas

Correlación de números y países

1. Australia
3. Canadá
10. Irlanda
12. Italia
13. Japón
22. Estados Unidos

Porcentaje de grasas con respecto al total de calorías de la dieta

(Adaptado de A. Keys, *Aterosclerosis: a problem in newer public health*, J. MT. Sinai Hosp., NY, 1953.)

El doctor Keys se hizo famoso gracias a este estudio, así como al posterior *Estudio de los siete países*, que desarrolló entre 1956 y 1970, e incluso la prestigiosa revista *Time* le dedicó una portada.

La revista *Time* encumbró a Keys como «la cara de la sabiduría dietética de América». Keys afirmó en esa entrevista que una dieta equilibrada y sana para el corazón debía aumentar el consumo de hidratos de carbono del 40 a casi el 70 %, y reducir la grasa del 40 al 15 %.

DESAPRENDER PARA REAPRENDER A PARTIR
DE LOS ESTUDIOS DEL DOCTOR KEYS

A tenor de lo que hemos visto hasta ahora, parece ser que Keys cumplió escrupulosamente con el método científico y demostró que la grasa es mala. Pero ¿aportó todos los datos de los que disponía?

Cuando el magnífico físico, premio Nobel, bohemio y humanista Richard Feynman les explicaba a sus alumnos cómo hay que hacer ciencia, solía decir lo siguiente:

La idea central de la investigación no consiste en limitarse a proporcionar información que oriente el juicio en un sentido u otro, sino en esforzarse en proporcionar la totalidad de la información para que a los demás les resulte fácil juzgar el valor de nuestras aportaciones. [...] El primer principio estriba en que uno no debe engañarse a sí mismo... y uno mismo es la persona más fácil de engañar. Una vez que uno no se ha engañado a sí mismo, resulta fácil no engañar a los demás científicos.

En 1957, los doctores Yerushalmy y Hilleboe descubrieron (reaprendieron) que el doctor Keys disponía de datos relativos a

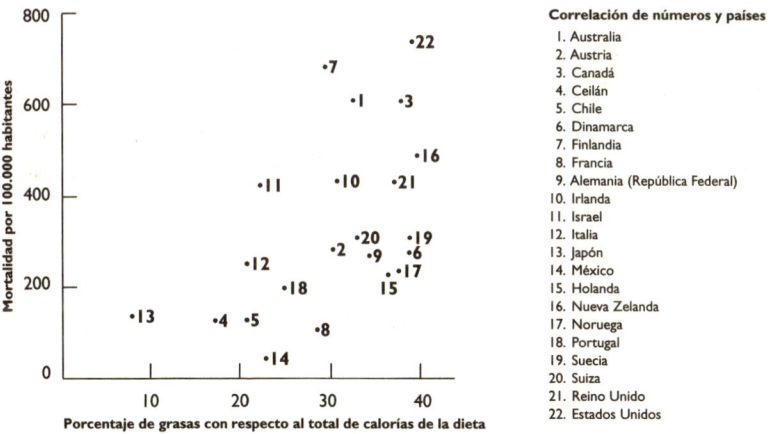

Mortalidad por arteriosclerosis y enfermedades cardíacas y porcentaje del total de calorías en forma de grasas

(Adaptado de J. Yerushalmy y H.E. Hilleboe, *Fat in the diet and mortality from hearth disease, a methodologic note*, NY State J Med, 1957; 57(14): 2343-2354)

22 países, pero que solo publicó los de los seis países que demostraban su hipótesis. En la anterior figura podemos ver el gráfico que publicaron dichos metodólogos a partir de la información de la que disponía Keys.

De esta gráfica podemos obtener, entre otras, las siguientes conclusiones:

- Estados Unidos (22) y Canadá (3) tienen las tasas más elevadas de muerte cardiovascular, mientras que Dinamarca (6), Noruega (17) y Suecia (19) son de los países con menor porcentaje de mortalidad por esta causa, a pesar de que estos cinco países registran un consumo muy similar y elevado de grasas (el 40 % del total de calorías de la dieta).
- México (14), Francia (8) y Chile (5) son los países con menor número de muertes cardiovasculares, aunque su consumo de grasas es elevado (entre el 20 y el 30 %).
- Australia (1), Finlandia (7), Irlanda (10) e Israel (11) consumen la misma cantidad de grasas (del 20 al 30 %) que México, Francia y Chile. Sin embargo, las muertes por arteriosclerosis son entre tres y siete veces más frecuentes que en estos países.

Todos estos datos nos demuestran que la hipótesis que propuso Keys («cuanto mayor sea el consumo de grasas en la dieta, mayor será la cantidad de muertes por enfermedades cardiovasculares») no es correcta. Por tanto, **el primer concepto que hemos «desaprendido y reaprendido»** sobre la nutrición podría enunciarse de la siguiente manera:

El porcentaje de grasas en la dieta no es el culpable de las enfermedades cardiovasculares

A pesar de que, de forma independiente, los profesores Yerushalmy y Hilleboe, por un lado, y un comité de cardiólogos de la AHA, por otro, demostraron que las afirmaciones de Keys no se basaban en la evidencia científica, este prosiguió sus estudios en la misma dirección. Así, en 1970, publicó el *Estudio de los siete países* (Italia, Yugoslavia, Grecia, Finlandia, Holanda, Japón y Estados Unidos). En él volvía a seleccionar los países y resultados que apoyaban su nueva hipótesis: las grasas saturadas son las que aumentan los niveles de colesterol sanguíneo, lo que produce los problemas cardiovasculares. De entre esos siete países, eligió Japón (con pocas grasas saturadas y pocas muertes por enfermedades cardiovasculares) y Finlandia (con mucha grasa saturada y muchas muertes), en vez de Francia (con mucho consumo de grasas saturadas y muy pocas muertes por enfermedades cardiovasculares) y Suiza (con mucho consumo de grasas saturadas y un porcentaje moderado de muertes por enfermedades cardiovasculares).

LA GUÍA DIETÉTICA DEL SENADOR MCGOVERN

George McGovern fue un senador liberal y muy influyente en Estados Unidos durante las décadas de 1960 y 1970. Su preocupación por la nutrición y el hambre, así como su rechazo a la guerra de Vietnam, hicieron que propusiera en 1961 la ley pública de «comida para la paz», cuyos objetivos fundamentales eran combatir el hambre y la desnutrición en el mundo, así como desarrollar la agricultura y el comercio de alimentos entre los distintos estados del orbe.

En 1977, y muy influido por las ideas de Keys y por su costumbre de acudir a balnearios con su esposa para someterse a programas de nutrición muy bajos en grasas y ejercicio diario, anunció la publicación de la primera *Guía de objetivos dietéticos de Estados Unidos*. De este modo apareció la primera pirámide nutricional de la historia de la humanidad, que se basaba en los estudios de Keys y establecía las proporciones de macronutrientes que hemos visto con anterioridad.

Curiosamente, dicha guía reconoce que no existe ninguna evidencia científica de que el nivel de colesterol en la sangre baje si se reduce el porcentaje de grasa presente en la dieta, pero justifica la decisión de reducir el consumo de grasas basándose en el siguiente argumento. Dado que las grasas contienen más kilocalorías por gramo que los hidratos de carbono (como veremos detenidamente en el capítulo 3), si se reduce su consumo resultará más difícil ganar peso.

¿Qué podemos desaprender para reaprender de la pirámide nutricional de McGovern?

Los estudios demuestran que, aunque desde 1977 en adelante ingerimos un 11 % menos de grasas (un 4 % menos de calorías totales al día), una de cada dos mujeres y uno de cada tres hombres siguen algún tipo de dieta, y a pesar de que hacemos más ejercicio físico, las tasas de enfermedades cardiovasculares se han duplicado en los últimos treinta años, tal y como podemos ver en la figura.

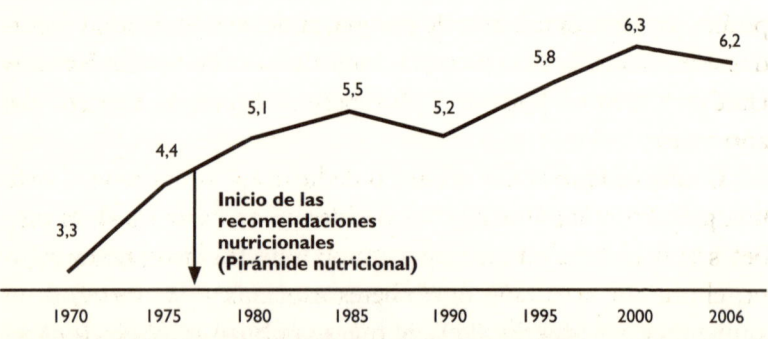

Estadounidenses con enfermedades cardiovasculares (en millones de pacientes)
(Adaptado de J. Baylor, *The Smarter Science of Slim*, Aavia Publishing, 2012)

22

Por otro lado, la decisión de reducir la cantidad de grasas de la dieta para prevenir la obesidad de la población no solo no ha sido efectiva, sino que además, tal y como se observa en la siguiente figura, se ha traducido en que la cantidad de personas con obesidad y sobrepeso se ha incrementado en un 30 %. En el grupo de mujeres con edades comprendidas entre los cincuenta y los sesenta años, el sobrepeso y la obesidad han aumentado en un 43 % (¡casi el doble!) en los últimos treinta años.

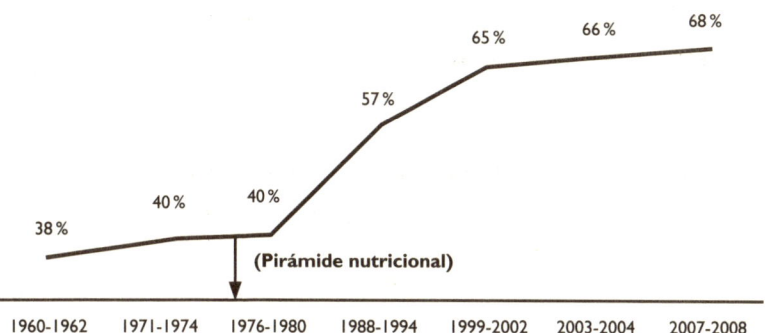

Estadounidenses con sobrepeso y obesidad (porcentaje de la población)
(Adaptado de J. Baylor, *The Smarter Science of Slim*, Aavia Publishing, 2012)

Como puede observar en la figura, el aumento de peso ha crecido de forma casi logarítmica desde que apareció la primera pirámide nutricional. Se calcula que, si no se adoptan las medidas adecuadas, casi el cien por cien de los adultos de Estados Unidos y Europa padecerá sobrepeso u obesidad a partir del año 2040.

Como veremos en el capítulo dedicado a la diabetes, existe una gran correlación entre la obesidad y la aparición de la diabetes tipo 2, de tal manera que, como muestra la siguiente figura, el número de casos de diabetes asociada a la obesidad ha aumentado en un 400 % desde que se publicó la *Guía de objetivos dietéticos de Estados Unidos*.

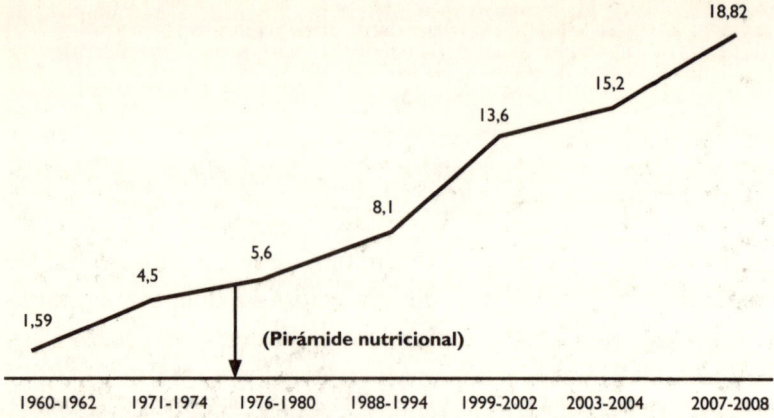

Estadounidenses con diabetes (en millones de pacientes)
(Adaptado de J. Baylor, *The Smarter Science of Slim*, Aavia Publishing, 2012)

Por otro lado, si examinamos los datos de las encuestas nacionales de salud y nutrición (NHANES), que realiza el Centro de Control de Enfermedades (CDC) de Estados Unidos podemos ver que, desde que comenzó la creciente epidemia de obesidad y diabetes, casi todo el aumento en las calorías que ingerimos se ha producido a partir de los hidratos de carbono, lo que nos lleva al **segundo concepto que vamos a «desaprender y reaprender»:**

> **Ni la pirámide nutricional se basa en evidencias científicas, ni la sustitución de las grasas de la dieta por hidratos de carbono ha evitado la obesidad y la diabetes, sino todo lo contrario.**

El papel decisivo del Departamento de Agricultura de Estados Unidos (USDA) y del Instituto Nacional de Salud Americano (NIH)

El psicólogo y premio Nobel Daniel Kahneman demostró a mediados del siglo xx que una manera segura de hacer que la gente crea en falsedades es repetirlas con frecuencia, «porque la familiaridad no es fácilmente distinguible de la verdad». Es posible que esta sea la clave del éxito de la pirámide nutricional, ya que McGovern consiguió que se pusiera a Carol Foreman, una gran defensora de las ideas del senador en materia de nutrición, al frente del USDA, y que, desde este puesto, contribuyera de forma decisiva a perpetuar este tipo de recomendaciones. De no haberlo hecho, habrían desaparecido, ya que, tras la publicación de la guía, el *lobby* ganadero de Estados Unidos retiró su apoyo a McGovern, quien no fue reelegido en 1980.

Por último, en diciembre de 2000, el NIH convocó una conferencia para poner punto final a los treinta años de debate y establecer un consenso al respecto. Para establecer consensos en el ámbito científico es fundamental que exista un equilibrio entre los que piensan de un modo y los que piensan lo contrario. De los veinte científicos que fueron convocados a dicha conferencia, 17 estaban a favor de la hipótesis grasa («las grasas de la dieta aumentan el colesterol y las enfermedades cardíacas») y tan solo tres creían que esta hipótesis no era correcta. La revista *Lancet* publicó las conclusiones de la reunión: «No cabe duda de que la dieta baja en grasa producirá una protección significativa contra las enfermedades cardíacas». De esta forma, el NIH dio por zanjada la controversia sobre la grasa en la dieta.

En el ámbito científico no solo no se pueden zanjar las dudas basándose en opiniones, sino que además no podemos afirmar que ningún descubrimiento sea una verdad absoluta, ya que siempre nos movemos en el terreno de la incertidumbre. Cuanto más investiguemos, menor será la incertidumbre. En 2001, un grupo de investigadores de la Colaboración Cochrane[1]

---

1. La Colaboración Cochrane es una organización sin ánimo de lucro que trata de asegurar que exista la mejor información disponible sobre los efectos de las intervenciones sanitarias y que sea públicamente accesible y fácil de poder consultar por todos los profesionales sanitarios y ciudadanos.

publicó un metaanálisis en el que se debatía si la dieta reducida o modificada en grasas podía prevenir las enfermedades cardiovasculares. La conclusión a la que llegaron va a ser **nuestro tercer concepto «desaprendido y reaprendido»**:

Las dietas bajas en grasas o colesterol no tienen ningún efecto sobre la longevidad, ni tampoco tienen efectos significativos sobre los episodios de enfermedades cardiovasculares.

Comparación entre una dieta de adelgazamiento baja en hidratos de carbono y otra baja en grasas

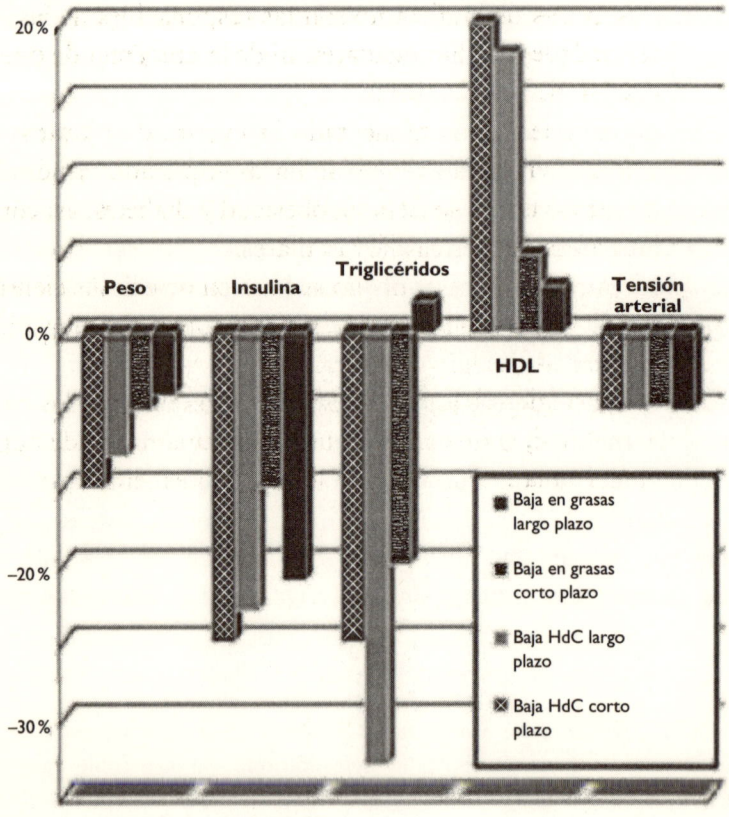

(Adaptado de G.D. Foster *et al.*, NEJM, 2003)

En la anterior figura podemos ver que las dietas bajas en hidratos de carbono y ricas en grasas no solo son más efectivas para perder peso que las dietas bajas en grasas y ricas en hidratos de carbono sino que también mejoran los factores de riesgo cardiovascular.

EN RESUMEN, EN ESTE CAPÍTULO DEBEMOS HABER
DESAPRENDIDO Y REAPRENDIDO
LOS SIGUIENTES CONCEPTOS:

1. Las grasas de la dieta no son las responsables de las enfermedades cardiovasculares, ni de la epidemia de obesidad, ni de la de diabetes.
2. Desde que hemos aumentado la ingesta de hidratos de carbono en nuestra dieta se ha multiplicado el número de personas con sobrepeso, obesidad y diabetes, así como las enfermedades cardiovasculares.
3. La pirámide nutricional no se basa en principios científicos y, por tanto, no puede ser una guía para una dieta equilibrada, sana y correcta.
4. Con arreglo a las evidencias científicas disponibles en la actualidad, si tuviéramos que definir una pirámide nutricional sana lo haríamos en los siguientes términos:

**Dulces,
comida
rápida, etc.**

**Frutas de temporada,
frutos secos, lácteos,
cereales, pasta, arroz y
pan integrales**

Verduras, vegetales y especias
Frescas, de buena calidad y ricas en
antioxidantes y fitoquímicos

Carne, pescado, setas, aves, huevos
¡Consumo diario principal!

2

LOS NUTRIENTES Y NUESTRO METABOLISMO ENERGÉTICO

*Todo el que está obeso abusa de los carbohidratos,
pero no todos los que abusan de ellos están obesos.*

GARY TAUBES

COMPOSICIÓN DE LOS ALIMENTOS

Los alimentos son sustancias necesarias para el mantenimiento
de los fenómenos que se producen en el organismo sano y para
reparar las pérdidas que constantemente se producen en él.
Los alimentos que habitualmente conocemos están formados por distintos componentes, a los que llamamos *nutrientes*,
que son sustancias asimilables por el organismo y destinadas a
mantenerlo con vida.

Los principales nutrientes se pueden clasificar en dos categorías:

- **Nutrientes energéticos,** cuyo papel fundamental consiste al
  mismo tiempo en abastecer de energía y en servir de materia prima a numerosas síntesis para la construcción y re-
  construcción de la materia viva. Entre ellos se encuentran:
  1. **Hidratos de carbono (glúcidos y azúcares),** que apor-
     tan, fundamentalmente, energía.
  2. **Grasas,** que también le aportan energía al cuerpo hu-
     mano.

3. **Proteínas,** que sirven para reparar las pérdidas diarias que se producen en los tejidos y en el organismo.

- **Nutrientes no energéticos,** necesarios para la asimilación y el metabolismo de los anteriores, algunos de los cuales sirven de mediadores para las innumerables reacciones químicas en las que intervienen. Se trata de los siguientes:

  1. **Vitaminas y sales minerales,** que son necesarias para que las reacciones químicas del organismo se produzcan con normalidad.
  2. **Agua,** que supone del 60 al 70 % del peso corporal y es fundamental, ya que todas las reacciones químicas del organismo tienen lugar en un medio acuoso.
  3. **Fibras.**
  4. **Oligoelementos.**

LOS HIDRATOS DE CARBONO

Los hidratos de carbono, también llamados carbohidratos o glúcidos (o, simplemente, azúcares), son moléculas compuestas por carbono, oxígeno e hidrógeno. Se metabolizan en glucosa, que constituye una fuente energética rápidamente asimilable.

Se pueden distinguir varios tipos de glúcidos en función de la complejidad de sus moléculas:

Glúcidos de una sola molécula (azúcares simples):
- Glucosa, que se encuentra en la miel y en la fruta.
- Fructosa, que también se encuentra en la miel, en la fruta, en el azúcar de mesa, en la bollería industrial o en las bebidas energéticas.
- Galactosa, que se encuentra en la leche.

Fructosa y grasa en el hígado

Nuestro organismo no es capaz de transformar en glucosa la fructosa que comemos (la que hay en el azúcar de mesa, la fruta, los zumos, edulcorantes de bebidas energéticas o bollería industrial). Para aprovechar su energía, el hígado debe transformar la fructosa en grasa. El proceso es largo y se ha observado que las dietas ricas en fructosa se asocian con la hipertensión, el colesterol elevado y las enfermedades cardiovasculares.

Esto nos ayuda a comprender lo absurdo de ingerir bebidas energéticas que contengan fructosa o sacarosa (glucosa + fructosa) para mejorar el rendimiento deportivo, ya que la fructosa no se puede utilizar como fuente de energía rápida.

Glúcidos de dos moléculas (azúcares dobles):

- Sacarosa (glucosa + fructosa). Es el azúcar extraído de la remolacha o de la caña de azúcar.
- Lactosa (glucosa + galactosa). Es el glúcido de la leche de los mamíferos.
- Maltosa (glucosa + glucosa). Es el azúcar principal de la cerveza, y también se halla presente en el maíz.

Glúcidos con varias moléculas (azúcares complejos):

- Almidón. Está formado por centenares de moléculas de glúcidos. Lo vamos a encontrar en:
  1. Los cereales: trigo, arroz, maíz, etc.
  2. Los tubérculos: patata.
  3. Las raíces: nabo.
  4. Las leguminosas: judías, guisantes, lentejas, garbanzos, habas, soja, etc.

Las proteínas son sustancias orgánicas que forman la trama de las estructuras celulares del organismo. Están formadas por numerosos aminoácidos que constituyen su elemento de base. El organismo puede fabricar algunos de estos aminoácidos; en cambio, otros deben proceder de la alimentación, ya que el cuerpo no sabe sintetizarlos (son los llamados aminoácidos esenciales). Las proteínas pueden tener dos orígenes:

- **Origen animal.** Se encuentra en carnes, pescado, embutidos, mariscos, huevos, leche, productos lácteos y el queso.
- **Origen vegetal.** Se encuentra en soja, almendras, nueces, y algunos cereales y leguminosas (como judías o lentejas).

La ingesta de proteínas es imprescindible para:
- La construcción de las estructuras celulares.
- La fabricación de algunas hormonas y neurotransmisores.
- Servir de fuente eventual de energía.
- El mantenimiento del sistema muscular.

Como todas las proteínas de nuestro cuerpo están en continua renovación, todos los días tenemos que ingerir las cantidades adecuadas de estas. Si no lo hiciéramos, el cuerpo las tomaría de los tejidos menos importantes (pelo, piel o uñas) para reparar y renovar los fundamentales (hígado, riñones y cerebro). Por otro lado, ya hemos dicho que hay aminoácidos esenciales (aproximadamente el 50 % de los que forman las proteínas) y, por tanto, si no los ingerimos, al poco tiempo (días o semanas) no podremos sintetizar las proteínas como es debido, y nuestras funciones corporales se deteriorarán.

LOS LÍPIDOS O GRASAS

Son moléculas complejas, comúnmente llamadas ácidos grasos. Son necesarios para la alimentación, pues van a suministrar energía almacenable y disponible en cualquier momento en función de las necesidades del organismo. Se encargan de la formación de las membranas y de las células, y forman parte de la composición de los tejidos, principalmente del sistema nervioso.

Según su origen, los lípidos se pueden distinguir en dos categorías:

• Lípidos de origen animal. Son las grasas presentes en carne, pescado, mantequilla, huevos, queso o nata.
• Lípidos de origen vegetal. Son los aceites de cacahuete y oliva, las margarinas, o las nueces.

Los lípidos también se pueden clasificar en tres categorías de ácidos grasos:

• Ácidos grasos saturados. Son aquellos que no poseen dobles enlaces (es decir, los carbonos que los forman no pueden tener unidos más átomos de hidrógeno o, lo que es lo mismo, están saturados). Se encuentran en la carne, embutidos, huevos y productos lácteos enteros (leche, mantequilla, nata y queso). Aunque las grasas saturadas tienen muy mala fama (se dice que suben el llamado colesterol malo o LDLc, y bajan el colesterol bueno o HDLc), estos efectos negativos solo se producen cuanto se consumen junto con abundantes hidratos de carbono. Por tanto, los responsables de estos efectos negativos son los hidratos de carbono, tal y como veremos a lo largo de este libro.

- Ácidos grasos monoinsaturados. Se llaman así porque solo poseen un doble enlace a lo largo de toda la molécula. Se encuentran sobre todo en el aceite de oliva o en el paté.
- Ácidos grasos poliinsaturados. Poseen varios dobles enlaces en su molécula. Los podemos encontrar en alimentos de origen vegetal (en el aceite de semillas, como las de girasol), pero también en los de origen animal (sobre todo, en el pescado y el marisco).

LOS NUTRIENTES NO ENERGÉTICOS

Las vitaminas

Sin las vitaminas no podría producirse ninguna reacción química en nuestro organismo. Van a intervenir en el funcionamiento de centenares de enzimas, actuando como catalizadoras de las reacciones químicas de las células de nuestro cuerpo.

Por tanto, las vitaminas van a ser indispensables para el funcionamiento de nuestro organismo, que no es capaz de fabricarlas por sí mismo. Por eso debemos buscarlas en la alimentación diaria (en frutas o en alimentos ricos en fibra).

Cabe distinguir las siguientes vitaminas:

- Vitaminas solubles en agua (**hidrosolubles**). NO se pueden almacenar en el organismo. Son las vitaminas del grupo B, C y PP.
- Vitaminas solubles en grasa (**o liposolubles**). SÍ se pueden almacenar en el organismo. Son las vitaminas A, E, D y K.

El problema de la vitamina C y la glucosa

Doce de las trece vitaminas esenciales se hallan presentes en cantidades muy abundantes en los alimentos de origen animal. Por tanto, no tendríamos carencias de estas ni aun suponiendo que no consumiéramos ningún alimento vegetal.

La vitamina C es la que se encuentra en cantidades más reducidas en los alimentos animales, pero sabemos que si no ingerimos grandes cantidades de hidratos de carbono no tendremos déficit de ella (escorbuto). La razón se encuentra en el hecho de que la vitamina C y la glucosa «compiten» por introducirse en las células, dado que tienen una estructura molecular similar. Por tanto:

1.º Si hay mucha glucosa, la vitamina C no se introducirá en nuestras células y no realizará sus funciones.

2.º Cuanto mayor sea la cantidad de carbohidratos que consumamos, mayores serán nuestras necesidades de vitamina C.

Entre los inuit (que no consumen ningún alimento de origen vegetal) no existen casos de escorbuto... ¡porque no consumen prácticamente ningún carbohidrato!

Las sales minerales y los oligoelementos

El organismo humano está constantemente sujeto a diferentes reacciones químicas. Sin embargo, estas no podrían producirse sin la presencia de sales minerales y oligoelementos que actúan indirectamente a través de las enzimas.

Pongamos tres ejemplos. La transmisión del sistema nervioso no podría llevarse a cabo sin sodio o potasio. Sin calcio no habría actividad muscular. Por último, no habría hormonas tiroideas sin yodo.

35

Entre las sales minerales se encuentran el calcio, el fósforo, el potasio, el sodio, el azufre y el magnesio. Y entre los oligoelementos tenemos el cromo, el cobalto, el cinc, el cobre o el selenio. La falta de ambos puede producir perturbaciones en el cuerpo humano.

La fibra

Las fibras son sustancias que desempeñan un papel fundamental en la digestión. Las podemos encontrar sobre todo en glúcidos de bajo índice glucémico, tales como verduras, leguminosas, frutas y cereales enteros, aunque también se encuentran en los alimentos llamados integrales.

Existen dos tipos de fibras:

- Fibras insolubles (celulosa y hemicelulosa), que permiten un buen tránsito intestinal, y cuya ausencia provoca el estreñimiento.
- Fibras solubles (gomas y pectinas), que limitan la absorción digestiva, especialmente de los lípidos.

Ahora que sabemos con qué elementos están constituidos los alimentos, podemos señalar que cada alimento que comemos está formado por una proporción diferente de cada uno de ellos. En la siguiente tabla podemos ver algunos ejemplos:

100 g de alimento	¿Qué nos aportan?
Huevos	Proteínas (12,5 g), grasas, calcio, hierro, yodo, magnesio, vitaminas A, D y B_{12}, ácido fólico y el doble de antioxidantes que una manzana.
Patatas	Carbohidratos (18 g), proteínas (2,5 g), calcio, hierro, magnesio, yodo, cinc, vitaminas B_1, B_2 y C, niacina, y ácido fólico.

100 g de alimento	¿Qué nos aportan?
Chuletas	Proteínas (18 g), grasas, calcio, hierro, cinc, y vitaminas del grupo B.
Ternera (magra)	Proteínas (20,7 g), grasas, calcio, hierro, magnesio, ácido fólico y vitaminas B_1, B_2, B_3 y B_{12}.
Macarrones	Carbohidratos (82 g), proteínas (13 g), calcio, hierro, magnesio, cinc, vitaminas B_1 y B_2, niacina y ácido fólico.
Filetes de pollo	Proteínas (20 g), grasas, calcio, hierro, yodo, magnesio, ácido fólico, y vitaminas B_1, B_2, B_3, B_{12} y C.
Salmón	Proteínas (18,4 g), grasas, calcio, hierro, yodo, magnesio, ácido fólico, y vitaminas B_1, B_2, B_3, B_{12} y C.
Arroz	Carbohidratos (86 g), proteínas y grasas (pocas), calcio, hierro, magnesio, y vitaminas B_1 y B_2.
Mejillones	Proteínas (10,8 g), grasas, calcio, hierro, yodo, magnesio, ácido fólico, y vitaminas A, B_1, B_2, B_3, B_{12} y C.
Espinacas	Proteínas (2,6 g), grasas, calcio, hierro, yodo, magnesio, ácido fólico, antioxidantes carotenoides, y vitaminas A, B_1, B_2, B_3 y C.

Fitoquímicos

En los últimos tiempos ha adquirido importancia el descubrimiento de compuestos de alimentos, uno de los cuales son los fitoquímicos. A continuación explicaremos en qué consiste.

Los fitoquímicos son unos compuestos que se hallan presentes en los alimentos de origen vegetal (especias, hortalizas, setas y frutas del bosque, sobre todo) y en algunos alimentos de origen animal (como huevos y pescados). Están asociados a la reducción del riesgo de padecer ciertas enfermedades (como algunos tipos de cáncer) y a la capacidad de retrasar el envejecimiento.

Las especias son ricas en fitoquímicos. Se ha demostrado que existe una relación inversa entre su consumo diario y el porcentaje de casos de cáncer, tal y como se puede ver en la siguiente tabla.

	Tasa de cáncer/ 100.000 hb*	Kg de especias consumidos por persona
India	85	2,1
Europa	220	0,6
Estados Unidos	300	0,8
Media mundial	180	1

* Tasa media de incidencia de todos los cánceres (excluyendo el cáncer de piel no melanoma), ajustada por edades.

El doctor Bharat Aggarwal, jefe del Departamento de Investigación de Citoquinas del Anderson Cancer Center de Houston, ha resumido la importancia del consumo abundante de especias con la siguiente frase: «El verdadero secreto para prevenir la enfermedad y prolongar la vida está en una dieta rica en especias».

He aquí las principales características de los fitoquímicos:

• Están presentes en cantidades muy pequeñas.
• No aportan calorías.
• No todos son nutrientes esenciales (puesto que no se ha demostrado que su carencia produzca síntomas patológicos).
• Son un grupo muy numeroso de compuestos. Se sabe que

existen cientos o incluso miles de elementos, aunque hasta ahora solo se han investigado las propiedades saludables de algunos.

• Ejercen un papel importante en la prevención y tratamiento de diversas enfermedades.

Los fitoquímicos contribuyen a la formación de enzimas de desintoxicación, aportan sustratos para formar sustancias anticancerígenas, participan en la dilución y unión de los carcinógenos en el aparato digestivo, e intervienen en la alteración del metabolismo hormonal. Por tanto, los fitoquímicos se pueden agrupar en cuatro categorías básicas:

Antioxidantes
Combaten el daño celular causado por los radicales libres que puede llevar a padecer cáncer, enfermedades cardiovasculares, artritis, envejecimiento y muchas enfermedades crónicas.

Desintoxicantes
Ayudan al cuerpo a eliminar sustancias tóxicas.

Moduladores de hormonas
Algunos fitoquímicos (como los fitoestrógenos) imitan la acción de ciertas hormonas en el cuerpo o compiten por los receptores hormonales, con lo que ayudan a que la regulación hormonal se produzca de forma natural.

Reguladores celulares
Pueden inhibir o controlar el crecimiento de células «no deseadas» por el organismo, como las cancerosas. Tal y como hemos visto con anterioridad, el riesgo de padecer cáncer se reduce de forma proporcional al consumo de estos fitoquímicos (sobre todo, con el consumo de especias).

Como ya hemos dicho, para alimentarnos necesitamos incorporar una serie de **nutrientes** a nuestro organismo. El **aparato digestivo** transforma los alimentos en sustancias más simples, denominadas nutrientes, mediante el proceso que llamamos **digestión.**
El **proceso digestivo** abarca varias fases, desde el momento en que los alimentos son introducidos en la boca hasta que son expulsados al exterior.

- Cuando una persona toma un alimento, los dientes lo trituran y la saliva lo ablanda y forma el llamado **bolo alimenticio.** Se inicia la digestión de los glúcidos (azúcares).
- En el **estómago,** los alimentos se mezclan con los jugos gástricos, y comienza la digestión de las proteínas.
- Los alimentos pasan luego al **intestino delgado,** donde se añaden los **jugos pancreáticos** e **intestinales.** Asimismo, la **bilis,** procedente del hígado, va a facilitar la emulsión de las grasas. En el intestino delgado se completa la digestión de los alimentos.
- El intestino tiene unas vellosidades gracias a las cuales se realiza la **absorción** de los nutrientes resultantes de la digestión. Estos atraviesan las paredes del intestino y pasan a la sangre, que los transportará a todas las células del cuerpo.
- El agua y los residuos no digeridos siguen su camino por el **intestino grueso,** donde el agua es absorbida y quedan los desechos casi sólidos, que forman las **heces fecales.** Estas son expulsadas al exterior por el ano, mediante la **defecación.**

EL METABOLISMO GLICOLÍTICO FRENTE AL LIPOLÍTICO

Con arreglo a la creencia popular más extendida, los hidratos de carbono son la fuente principal de energía de nuestro organismo, y por eso debemos consumir grandes cantidades de ellos en cada comida. Lo curioso del caso es que esta idea no ha existido siempre, sino que apareció a finales de los años setenta y principios de los ochenta, con la famosa pirámide nutricional que hemos visto en el capítulo 1.

Nuestro organismo puede obtener la energía, sobre todo, de dos de los tres macronutrientes que ya hemos visto:

- De los **carbohidratos.** En este caso nos encontramos ante el llamado metabolismo glicolítico. Quemamos azúcares (glucosa) para obtener la energía y desarrollar nuestras principales funciones vitales.
- De las **grasas.** Es el llamado metabolismo lipolítico. Quemamos grasa de nuestros depósitos corporales (en forma de cuerpos cetónicos) para llevar a cabo las funciones de nuestro organismo.

Metabolismo glicolítico
Cuando hay carbohidratos disponibles (azúcar), se estimula la producción de insulina. Esta produce dos efectos:

- Se bloquea la lipolisis (es decir, la insulina evita que se «queme» grasa).
- La glucosa entra en el adipocito (la célula grasa), y tanto los ácidos grasos como el exceso de azúcares se transforman en grasas (triglicéridos).

Sabemos que la insulina se activa y produce estas acciones siempre que comemos carbohidratos. La cantidad máxima de hidratos de carbono que podemos almacenar en nuestro organismo (en forma de glucógeno) para utilizarlos como fuente de energía es de 400 a 500 g, lo que equivale a unas 2.000 Kcal en forma de energía. Por otro lado, la capacidad de almacenar energía en forma de grasa (en el tejido adiposo) es virtualmente ilimitada: una persona normal suele tener almacenado el equivalente a 40.000 Kcal. De todo esto podemos deducir, de forma sencilla y lógica, dos cosas:

1. **Si la principal fuente de energía de nuestro organismo fuesen los carbohidratos, su capacidad de depósito sería mayor**
2. **Si el tejido adiposo es el almacén de reserva energética para cuando no podemos comer, ¿por qué motivo es tan grande (ilimitado), si solo lo vamos a utilizar en ocasiones excepcionales, o tal vez nunca?**

Las investigaciones más recientes han demostrado que el tejido adiposo no solo sirve de depósito de energía, sino que también es un tejido activo desde el punto de vista metabólico y produce gran cantidad de factores proinflamatorios, de resistencia a la insulina y de proliferación celular. Todo esto implica que si no movilizamos, consumimos y reemplazamos de forma continua el tejido graso de nuestro organismo, aumentará el riesgo de que padezcamos enfermedades crónicas y cáncer.

Por último, se sabe que la ingesta crónica de carbohidratos es la principal responsable de la actual pandemia de obesidad, así como de las enfermedades crónicas más significativas, tal y como podemos ver en la siguiente figura.

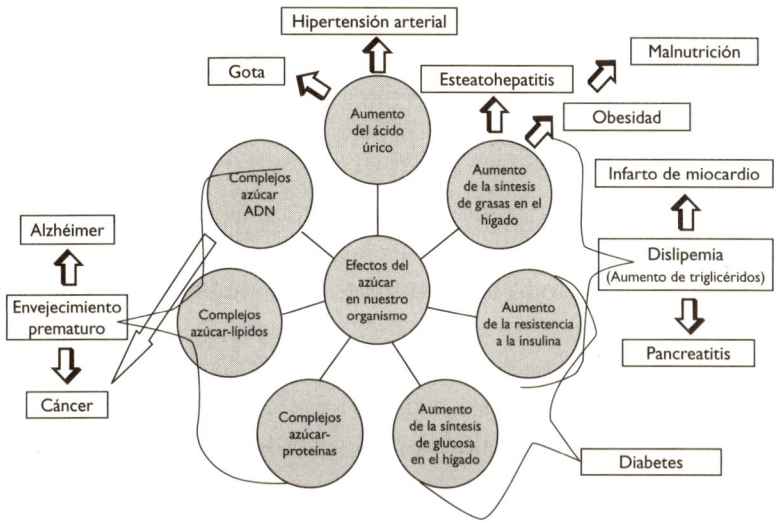

Todo esto se debe a dos hechos fundamentales:
- El azúcar es una sustancia tóxica para el organismo y muy reactiva. Si no se consume de inmediato, debe introducirse en las células musculares para almacenarlo en forma de glucógeno, y en las células grasas para almacenarlo como grasa. A pesar de que el organismo intenta eliminarlo lo antes posible del torrente circulatorio, si lo consumimos en grandes cantidades, una parte del azúcar reaccionará con las proteínas, las grasas o el material genético, y producirá efectos tóxicos a medio y largo plazo.
- El precio que tiene que pagar el organismo para «evitar» (en la medida de lo posible) los efectos tóxicos del azúcar es la síntesis de grandes cantidades de insulina, lo que contribuye a padecer enfermedades crónicas, tal y como veremos en los siguientes capítulos del libro.

Metabolismo lipolítico

Si seguimos una dieta baja en hidratos de carbono, entraremos en metabolismo lipolítico, que es el que teníamos los seres humanos antes de la llegada de la agricultura y, sobre todo, antes de la proliferación de carbohidratos a partir de los años setenta y ochenta. (Algunas culturas, como los inuit, siguen alimentándose sin carbohidratos.) Al no comer alimentos ricos en hidratos, el organismo no dispone de mucho azúcar, por lo que no le hace falta fabricar tanta insulina, que es la hormona que el cuerpo necesita para procesar el azúcar.

Cuanto menor sea la cantidad de carbohidratos en la dieta, menor será la cantidad de insulina en el organismo. Y sin tanta insulina, predominarán otras hormonas como el glucagón y las llamadas hormonas contrainsulares (como la adrenalina), que transforman la grasa acumulada en distintas partes de nuestro cuerpo en cuerpos cetónicos, que el cuerpo —incluso el cerebro— utiliza como combustible.

De esta manera, cuando comemos pocos hidratos de carbono, nuestro cuerpo quema grasa para convertirla en energía y consigue dos efectos beneficiosos:

- Evita la obesidad (que es el exceso de grasa acumulada).
- Evita la acción perjudicial del tejido graso sobre nuestro organismo.

Llegados a este punto, cabe hacerse varias preguntas. ¿Qué son los cuerpos cetónicos? ¿No se ha dicho siempre que son malos para nuestro organismo, ya que pueden producirnos una cetoacidosis?

Cuando hablamos de cuerpos cetónicos (CC) nos referimos a tres moléculas llamadas beta-hidroxibutirato (BHOB), acetoacetato (AcAc) y acetona. Esta última es un producto de excreción del metabolismo, mientras que los otros dos se producen en el hígado a partir de los ácidos grasos del tejido adiposo. En la siguiente figura podemos ver que la molécula fundamental que necesita nuestro organismo para producir energía es la llamada acetil-coenzimaA. Pues bien, tanto el BHOB como el AcAc son dímeros de acetil-coenzimaA (es decir, equivalen a dos unidades de este), por lo que podemos obtener gran cantidad de energía a partir de ellos. Los cuerpos cetónicos se producen en el hígado a partir de los ácidos grasos del tejido adiposo y son moléculas de las que el cuerpo puede obtener una gran cantidad de energía.

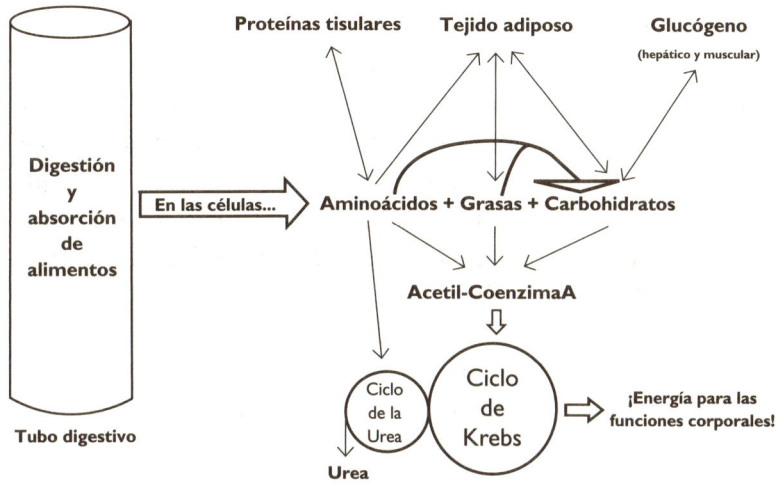

Esquema general del metabolismo de los macronutrientes

Los cuerpos cetónicos son moléculas que siempre están presentes en nuestra sangre:

- En cantidades muy pequeñas (1-2 mg/dl) si nuestra ingesta de hidratos de carbono es abundante (y, por tanto, la insulina está activa).
- En cantidades algo mayores (5 mg/dl) durante el ayuno nocturno del sueño.
- Y en cantidades moderadas (5-20 mg/dl) a partir del momento en que llevemos de dieciocho a veinte horas sin consumir más de 1 g de hidratos de carbono por kg de nuestro peso corporal.

45

Se trata de sustancias fisiológicas a las que nuestro organismo está familiarizado. **Por tanto, debemos desaprender el concepto erróneo que se tiene de ellos y reaprender el siguiente concepto:**

> **Los cuerpos cetónicos son las moléculas que, entre otras muchas funciones positivas, nos permiten quemar nuestros depósitos de grasa corporal.**

La llamada cetoacidosis se produce cuando los niveles de cuerpos cetónicos superan los 200 mg/dl. Esto solo ocurre cuando el páncreas está dañado. Por tanto, la cetoacidosis solo puede producirse o bien en pacientes con diabetes tipo 1 o bien en aquellos que padezcan diabetes tipo 2 tan avanzada y mal controlada que su páncreas esté prácticamente inservible.

Entre los efectos beneficiosos del metabolismo cetósico podemos destacar los siguientes:

1.º Los cuerpos cetónicos son para la célula como las espinacas para Popeye

El glutatión (GSH) es el antioxidante más importante que produce nuestro organismo. Se encuentra sobre todo en el interior de las células, y su misión es intentar bloquear los temibles radicales libres (moléculas derivadas del oxígeno que son muy reactivas, y capaces de producir daños en el material genético, mutaciones o envejecimiento). Por tanto, cuanto mayor sea la cantidad de GSH y más activo esté, menor será el riesgo de que nuestras células sufran mutaciones y enfermedades. ¿Cómo podemos asegurar la formación de glutatión dentro de nuestras células? He aquí la respuesta: con los cuerpos cetónicos.

Así pues, he aquí **el segundo concepto que vamos a «des-aprender y reaprender»** sobre los cuerpos cetónicos:

Los cuerpos cetónicos, que se producen con las dietas bajas en hidratos de carbono, aumentan la síntesis del glutatión, lo que incrementa el poder antioxidante de la célula, neutraliza más radicales libres y protege el ADN.

Además, el glutatión realiza otras muchas funciones muy importantes para el organismo (véase tabla), como por ejemplo hacer que los antioxidantes presentes en la dieta (vitaminas C y E) se mantengan en su forma activa.

Efectos del glutatión (GSH) en el organismo
Es el mayor antioxidante que producen nuestras células
Participa directamente en la neutralización de radicales libres
Repara el ADN y contribuye al buen funcionamiento de los sistemas inmune, nervioso, respiratorio y digestivo
Regula el ciclo del óxido nítrico y su importancia para mantener sano el sistema cardiovascular (prevención de infartos)
Ayuda a que los antioxidantes que proceden de la dieta (vitaminas C y E) se mantengan en su forma activa, para destruir radicales libres

2.º *Gracias a la coenzima Q, los cuerpos cetónicos mantienen joven a la célula*

La coenzima Q es otra de las sustancias que utiliza la célula para prevenir el efecto negativo de los radicales libres. Para que la coenzima Q sea eficiente al máximo y pueda bloquear al temible radical libre llamado superóxido debe estar en su forma reducida y en la mayor cantidad posible. Pues bien, los cuerpos cetónicos son las sustancias más efectivas para hacer que la mayoría de la coenzima Q esté en su estado reducido.

3.º *Los cuerpos cetónicos previenen la desnutrición*
en los pacientes con cáncer

Tal y como veremos con detalle en el último capítulo del libro, los cánceres evolucionados producen en los pacientes un síndrome de desnutrición llamado caquexia que se caracteriza por falta de apetito (a pesar de que el paciente está desnutrido), pérdida de peso considerable, atrofia muscular y anemia. La cetosis o metabolismo lipolítico previene (e incluso puede revertir) este síndrome caquéctico.

En resumen, en este capítulo debemos haber desaprendido y reaprendido los siguientes conceptos:

1. Los hidratos de carbono no son la principal (en el sentido de mejor, más eficaz o más conveniente) fuente de energía de nuestro organismo.
2. El consumo habitual de carbohidratos tiene efectos muy perjudiciales para nuestra salud.
3. Los fitoquímicos son sustancias nutricionales muy importantes que reducen nuestro riesgo de padecer cáncer y otras enfermedades crónicas.
4. El metabolismo lipolítico o cetosis es el más adecuado para nuestra fisiología.
5. Los cuerpos cetónicos son moléculas fisiológicas capaces de producir gran cantidad de energía.
6. El estado cetogénico es ideal tanto para prevenir el cáncer y las enfermedades crónicas como para los enfermos con cáncer, ya que previene la desnutrición que produce esta enfermedad (caquexia) y favorece la lucha contra él.

3
La dieta sana y equilibrada

¡Menos consejos y más información!

Gerald M. Reaven

Hasta ahora hemos reaprendido que la pirámide nutricional se ha basado más en principios políticos y económicos que en evidencias científicas. Continuando con nuestro viaje al apasionante mundo del desaprendizaje y el reaprendizaje, vamos a tratar de explicar y comprender cuáles son las proporciones adecuadas de macronutrientes (proteínas, grasas y carbohidratos) que deberíamos tomar para que nuestro organismo funcione de forma adecuada.

El proceso de gluconeogénesis

En nutrición, el término «esencial» hace referencia a los nutrientes que nuestro organismo no puede sintetizar a partir de otras sustancias. Así pues, debemos ingerirlos en la dieta, ya que, de lo contrario, nuestras funciones corporales no se realizarían de forma adecuada, y sufriríamos enfermedades crónicas e incluso la muerte.

De los tres grupos de macronutrientes que existen (proteínas, grasas y carbohidratos), el único en el que no existe ningún nutriente esencial es el de los carbohidratos. Es decir, no hay ningún requerimiento biológico para consumir carbohidratos.

Es cierto que nuestro cerebro tiene unas necesidades diarias de un carbohidrato, la glucosa, pero estas pueden ser satisfechas a través de la llamada gluconeogénesis; esto es, el proceso por el que el organismo, a partir de aminoácidos libres o glicerol, sintetiza la glucosa. Este proceso es tan frecuente y habitual que lo realizamos todas las noches, mientras dormimos, de tal manera que, al levantarnos, antes de desayunar, entre el 30 y el 70 % de nuestra glucosa sanguínea procede de la gluconeogénesis.

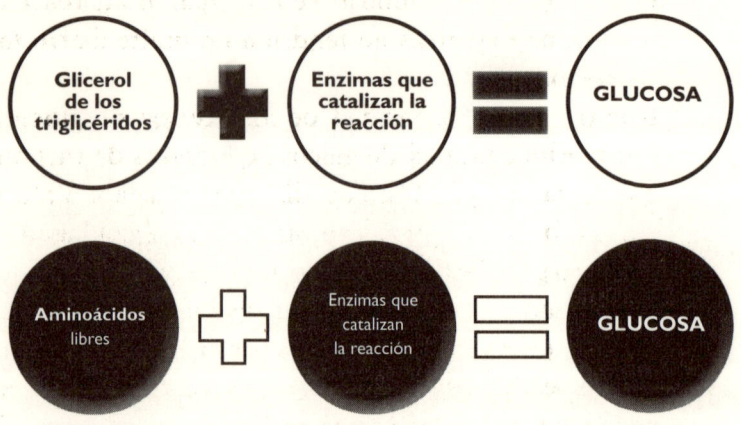

Gluconeogénesis. Todos los días nuestro organismo usa estas dos reacciones para sintetizar la glucosa que necesita.

LA FUENTE PRINCIPAL DE ENERGÍA

Desde que aparecieron las guías nutricionales nos están intentando convencer de que los carbohidratos son la fuente principal de energía para el organismo, y por eso deben ser el componente principal de nuestras dietas. Para rebatir esta afirmación podemos enumerar los siguientes argumentos científicos:

1.º **El límite diario de la gluconeogénesis.** Ya hemos visto que si no ingerimos carbohidratos en nuestra dieta o estamos ayunando, el organismo es capaz de sintetizar diariamente unos 100 g de glucosa. La gran mayoría de estos van a parar a los glóbulos rojos y el cerebro, por lo que no se usan como combustible en nuestras actividades físicas. Una cantidad tan escasa de calorías no bastaría para mantenernos vivos ni aunque estuviéramos completamente inmóviles. Si nuestro metabolismo se hubiera diseñado para que la glucosa fuera el combustible principal, estas reacciones gluconeogénicas no tendrían un límite diario tan pequeño.

2.º **Nuestra escasa capacidad de almacenaje de glucosa.** Por mucha cantidad de glucosa e hidratos de carbono que comamos a lo largo del día, solo podemos almacenar, en forma de glucógeno, unos 100 g en el hígado y 300-500 g en los músculos. El resto de glucosa que hemos tomado se almacenará en forma de grasa. El tejido adiposo es el almacén principal de energía de que dispone nuestro organismo (con una capacidad virtualmente ilimitada, por lo que podemos engordar casi sin límite). Por tanto, si nuestra «despensa» de glucosa solo nos permite quemar energía durante unos noventa minutos, mientras que la «despensa» de grasa nos permite sobrevivir sin comer durante más de tres semanas, parece lógico pensar que la principal fuente de energía de nuestro organismo es la grasa. Desde el punto de vista fisiológico y evolutivo, la naturaleza no habría desarrollado un sistema que en teoría solo fuera necesario para las emergencias (las grasas) y apenas fuera de utilidad para el supuesto sistema principal de energía del organismo (el azúcar).

3.º **Las grasas y proteínas abundan en la naturaleza, pero los carbohidratos no.** Los carbohidratos son muy escasos en la naturaleza, ya que apenas se encuentran en algunos frutos de temporada y en la miel, que era difícil de encontrar y está custodiada por las abejas. No ha sido hasta los últimos seis mil años, con el comienzo de la agricultura y, más recientemente, con la industria alimentaria, cuando se ha producido una sobreabundancia de carbohidratos. Pero en términos genéticos nuestros organismos han vivido durante el 99,8 % de su existencia sin la necesidad de comer azúcares, mientras que en la actualidad quieren hacernos creer que es el combustible fundamental y óptimo para nuestro cuerpo.

¿Són los carbohidratos nuestra principal fuente de energía?

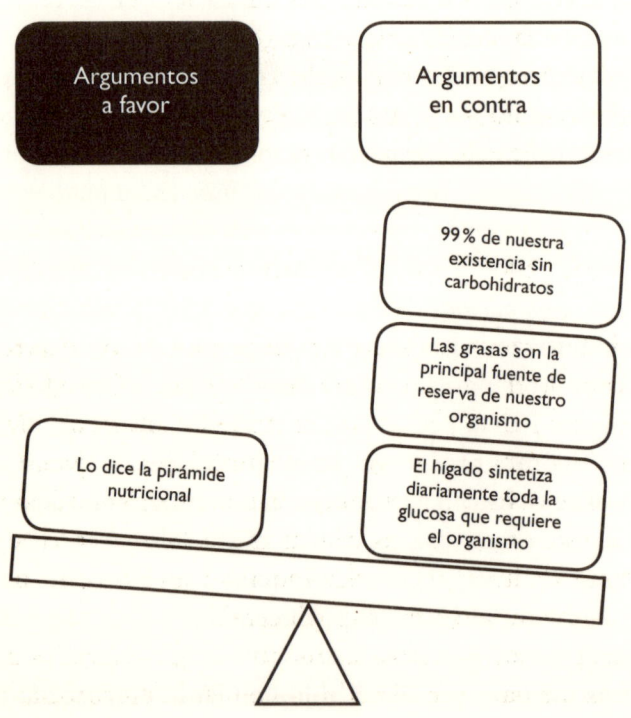

La insulina la secreta el páncreas ante la presencia de los hidratos de carbono de las comidas con el fin de introducir, rápidamente, los azúcares en las células musculares y en el tejido graso, ya que las cantidades de azúcar en sangre deben permanecer entre unos valores determinados (entre 90 y 110 mg) para que no nos afecte ni por exceso (reaccionando con las proteínas y grasas y generando arteriosclerosis o coma hiperglucémico) ni por defecto (cefaleas, sudoración, malestar y lipotimia, o coma hipoglucémico). Por tanto, cuantos más hidratos de carbono ingiramos en una comida, más insulina secretará el páncreas, a mayor velocidad se introducirán los carbohidratos en las células y, por efecto de la hipoglucemia relativa debida a esta brusca introducción del azúcar en las células, más hambrientos estaremos a las pocas horas de haber comido. Por otro lado, a largo plazo y de forma crónica, esta «sobreestimulación» continua del páncreas puede dar lugar a enfermedades agudas y crónicas, como la pancreatitis, la diabetes tipo 2 o el cáncer de páncreas.

EFECTOS DE LA INGESTA DE CARBOHIDRATOS

La cantidad de azúcar en la sangre debe mantenerse dentro de unos valores determinados (entre 90 y 110 mg). Cuando ingerimos alimentos ricos en carbohidratos, el azúcar pasa de los intestinos a la sangre (lo que genera una hiperglucemia) y el páncreas se ve obligado a producir insulina para introducir rápidamente este azúcar en las células musculares y en el tejido graso, lo que da lugar a una disminución transitoria de los niveles de azúcar en la sangre (hipoglucemia).

Este fenómeno, que llega a sus niveles más elevados a las pocas horas de haber terminado la comida, desencadena una respuesta cerebral de «hambre y deseo de comer alimentos ricos en hidratos de carbono», con el fin recuperar unos niveles óptimos de azúcar en sangre. La consecuencia es un círculo vicioso que se puede enunciar de la siguiente manera:

Cuantos más hidratos de carbono consumamos en cada comida, mayor será nuestro deseo de consumir más a las pocas horas de haber comido.

He aquí la explicación de por qué, cuando nos levantamos de la siesta, tras una buena comida con pan, féculas, arroces, pastas, patatas o similares, el cuerpo nos pide algo dulce.

Por el contrario, una alimentación basada en la ingesta de pocos carbohidratos no obliga al páncreas a generar grandes cantidades de insulina después de cada comida. Así pues, no tendremos estos aumentos y descensos bruscos de los niveles de azúcar en la sangre y en el cerebro, y no solo no sentiremos el deseo de comer más azúcares a las pocas horas de haber comido, sino que también estaremos saciados durante más tiempo. Si sustituimos gran parte de los hidratos de carbono de la dieta por proteínas, ingeriremos, de media, unas 200 kcal menos cada día.

Dado que nuestro organismo está diseñando para funcionar perfectamente con ingestas de hidratos de carbono inferiores a 30-50 g/día, el nuevo concepto que hemos «desaprendido y reaprendido» es el siguiente:

Podemos sustituir los hidratos de carbono de nuestra dieta por proteínas y grasas, ya que el organismo sintetiza toda la glucosa que necesita diariamente.

El concepto de índice glucémico (IG) fue creado en 1981 por el equipo del doctor Jenkins, de la Universidad de Harvard, y nos indica cuánto se eleva la glucosa en sangre después de ingerir una cantidad específica de un alimento, en comparación con la misma cantidad de glucosa ingerida. De forma arbitraria, a la glucosa se le asigna el valor de 100 (IG = 100), y los demás alimentos se comparan con ella. Un alimento que se absorba a toda prisa y produzca un aumento rápido de la glucemia tendrá un IG elevado (> 50), mientras que otro que se absorba lentamente producirá un aumento discreto de la glucemia y tendrá un IG bajo (<35). En la siguiente tabla presentamos los IG de algunos alimentos.

Alimento	IG
Cereales industriales azucarados de desayuno	88
Arroz blanco	64
Pan blanco	70
Pan integral de trigo	71
Patatas chips	54
Patatas asadas	85
Espaguetis	50
Naranjas	40
Leche entera	34

No es correcto recurrir al IG para clasificar los carbohidratos en buenos («¡no engordan!») y malos («¡engordan!»), ya que este índice solo valora alimentos de forma aislada y no su comportamiento con el resto de componentes de una ración de comida, el tipo de cocción, la cantidad de fibra, o la sensación de llenado gástrico. Por tanto, basar una dieta en el IG de los alimentos carece tanto de utilidad práctica como de base científica.

Los mismos investigadores de la Universidad de Harvard que definieron el IG crearon el concepto de carga glucémica (CG), que relaciona el IG de un alimento dado con los carbohidratos presentes en el alimento. De esta manera se aporta más información, ya que examina el impacto total de los carbohidratos dietéticos en la glucemia tras su ingesta.

CG = IG del alimento (o suma de alimentos del menú que se vayan a comer) x carbohidratos disponibles (no la fibra) del alimento o menú / 100

El ejemplo clásico que recogen los libros para demostrar la utilidad de la CG frente al IG es el de las zanahorias. Estas tienen un IG de 71 (¡lo que es muy elevado!), mientras que su CG para una ración de 100 g es de 3,4.

Aunque algunas dietas y algunas guías nutricionales afirman que una dieta con IG y CG bajos puede ser igual de útil y sana que una dieta baja en hidratos de carbono, las publicaciones científicas nos demuestran que no es así, por dos motivos.

El primero, que ni el IG ni la CG son muy fiables ni reproducibles (ya sea en la misma persona, ya sea en distintos individuos), ya que dependen de la forma física, la preparación de los alimentos, el resto de alimentos ingeridos (alcohol, fibra, proteínas, grasas, etc.) y tiempo desde la última ingesta, entre otros factores.

Y el segundo, porque ha quedado demostrado que es el consumo total de carbohidratos en la dieta, y no su IG/CG, lo que tiene un efecto significativo y consistente sobre la glucosa sanguínea, los niveles de insulina y los marcadores de riesgo cardiovascular. Entre estos últimos podemos destacar los siguientes:

- **TAG:** Son los triglicéridos; es decir, la forma en que almacenamos el exceso de macronutrientes que comemos, tanto si son grasas como si se trata de proteínas o carbohidratos. Todo lo que sobra y no gastamos se transforma en TAG. Por tanto, cuanto mayor sea la cantidad de TAG, ¡peor para nosotros!
- **LDLc:** Es el llamado «colesterol malo». Cuanto mayor sea su índice, más riesgo tendremos de enfermar.
- **HDLc:** Es el llamado «colesterol bueno». Cuanto más elevado lo tengamos, mejor, ya que reduce el riesgo de padecer enfermedades cardiovasculares.
- **Glucemia:** Es la concentración de azúcar en sangre. Como ya hemos comentado, para evitar la diabetes y otras enfermedades crónicas debe mantenerse por debajo de los 110 mg.
- **HbA1c:** Es la hemoglobina glicosilada, es decir, el porcentaje de hemoglobina que lleva unida azúcar. Sus valores normales están por debajo del 7 %. Así que, cuanto mas baja esté, ¡mejor!
- **Peso:** Las personas con sobrepeso y obesidad tienen mayor riesgo de padecer enfermedades agudas y crónicas. Cuanto mayor sea la pérdida de peso en forma de grasa corporal, mayor será el beneficio para nuestra salud.

En la siguiente figura se ve el efecto de tres tipos diferentes de dieta sobre dichos parámetros de riego cardiovascular:

Efectos de tres tipos de dieta sobre los parámetros de riesgo cardiovascular y la pérdida de peso

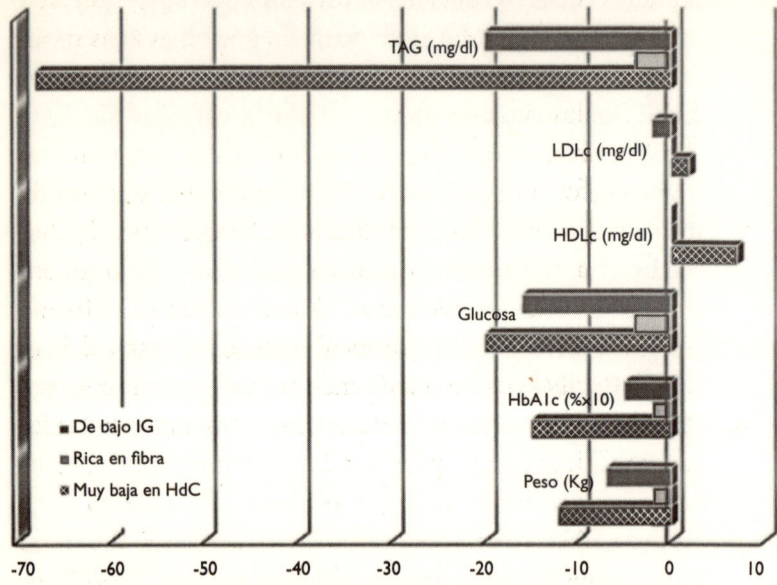

Comparación entre dieta muy baja en hidratos de carbono (HdC), otra rica en fibra y una de bajo índice glucémico
(Modificado y adaptado de A. H Hite *et al.*, DOI 10.1016 / *j.nut.* 2010; 08,2012)

Esta figura recoge los resultados del estudio del equipo del doctor Hite, de la Universidad de Carolina del Norte. A partir de ellos podemos concluir que las dietas bajas en hidratos de carbono son las que mayores beneficios producen sobre los parámetros de riesgo cardiovascular y de padecer una enfermedad crónica. Además, no solo son las que producen una mayor pérdida de peso corporal, sino que también hacen que la mayor parte de esta pérdida se produzca en forma de grasa, a diferencia de los otros tipos de dietas, en los que la pérdida de peso en forma de masa muscular (¡y no de grasa!) es mayor, lo que redunda en perjuicio de nuestra salud. En resumen:

1.º Las dietas bajas en hidratos de carbono son las más beneficiosas en los aspectos cardiovasculares y de pérdida de peso, ya que reducen de forma significativa los parámetros de riesgo en comparación con las dietas de bajos IG/CG y las ricas en fibra.

2.º La dieta baja en hidratos de carbono es la única que reduce de forma significativa la hemoglobina glicosilada (con lo que evita las complicaciones asociadas a la diabetes y la elevación crónica de dicho complejo glucoproteico) y los triglicéridos. Además, eleva de forma considerable el HDLc (conocido como «colesterol bueno») y facilita que se pierda más peso en forma de grasa.

3.º Las dietas bajas en carbohidratos son las más saludables y beneficiosas para prevenir las enfermedades cardiovasculares y la diabetes. No obstante, si no se quisiera adoptar dicha dieta y se prefiriera alguna de las otras dos, la dieta compuesta por alimentos de bajo IG/CG es más efectiva y sana que una dieta rica en fibra.

Después de todo lo que hemos comentado, **el concepto que hemos «desaprendido y reaprendido»** en este apartado se puede enunciar como sigue:

Las dietas bajas en hidratos de carbono no solo no son desequilibradas ni insanas, sino que también son las que mayores beneficios producen para nuestra salud cardiovascular y sobre la pérdida de peso.

CARBOHIDRATOS Y COLESTEROL

Contra el colesterol o los triglicéridos elevados se suele recomendar una dieta baja en grasas. Este remedio es poco efectivo, porque el colesterol se sintetiza en presencia de la glucosa y los hidratos de carbono. Las actuales evidencias científicas demuestran que ni el contenido total de grasas ni su porcentaje relativo en la dieta son los responsables de las alteraciones en el colesterol y los triglicéridos.

En la siguiente tabla hemos resumido los efectos que los cambios en la dieta producen sobre los lípidos sanguíneos y sus consecuencias para nuestra salud cardiovascular.

Si sustituimos en nuestra dieta:	LDLc	HDLc	Ratio $CT_{total}/$ HDLc	TAG
Grasas (menos) **por carbohidratos** (más)	Aumentan su capacidad aterogénica	Disminuye significativamente	Empeora	Aumentan
carbohidratos (menos) **por grasas saturadas** (más)	Reducen su capacidad aterogénica	Elevación discreta	Mejoría discreta	Disminuyen
carbohidratos (menos) **por grasas mono o poliinsaturadas** (más)	Reducen su capacidad aterogénica	Elevación significativa	Mejoría significativa	Disminuyen

Como se puede observar, la dieta rica en carbohidratos es la que produce unos efectos más nocivos para la salud, ya que:

- Aumenta los triglicéridos.
- Produce una disminución discreta en las cifras de colesterol malo (LDL_C), pero hace que estas partículas de LDL_C

se hagan más pequeñas, densas y compactas, lo que aumenta de forma significativa la capacidad de estas para producir trombosis y otros problemas cardiovasculares. Es decir, hay algo menos de LDL_C en la sangre, pero el que hay es más peligroso.

Si sustituimos los carbohidratos de la dieta por cualquiera de los tres tipos de **grasas naturales** (saturadas, poliinsaturadas o monosaturadas), el perfil de colesterol y lípidos mejorará en todos los casos, o bien de forma muy significativa (con las grasas poli o monoinsaturadas), o bien de una manera algo más discreta (con grasas saturadas).

Llegados a este punto, debemos recordar que las grasas trans no existen en la naturaleza, sino que aparecen en el proceso de solidificación de las grasas naturales (hidrogenación) que se realiza durante la elaboración de la bollería industrial y de los alimentos fritos y procesados industrialmente. Este tipo de grasas son perjudiciales para la salud porque aumentan la concentración de LDLc en nuestro organismo, al mismo tiempo que disminuyen las cifras de HDLc.

Las grasas de los alimentos frescos, de buena calidad y no procesados suelen ser saludables en su inmensa mayoría, y están en una proporción del 30 al 40 % con respecto al contenido proteico del alimento. Si los consumimos de manera cotidiana, estaremos cubriendo nuestras necesidades diarias de grasa y proteínas de forma sencilla. Las grasas son peligrosas para la salud cuando son trans o cuando las asociamos con los carbohidratos.

LAS PROTEÍNAS, EL NUTRIENTE MÁS VALIOSO E IMPORTANTE

Las proteínas son el macronutriente con mayor número de funciones. De ellas dependen el crecimiento, la comunicación entre nuestras células, la defensa del organismo frente a las agresiones externas, la realización correcta de las reacciones metabólicas del cuerpo, la protección y (llegado el caso) la división del material genético, la reproducción, y las sensaciones biológicas de sueño o de hambre. Además se encargan de las funciones ósea y muscular, formando nuestro esqueleto y músculos, y encargándose, además, de que se muevan.

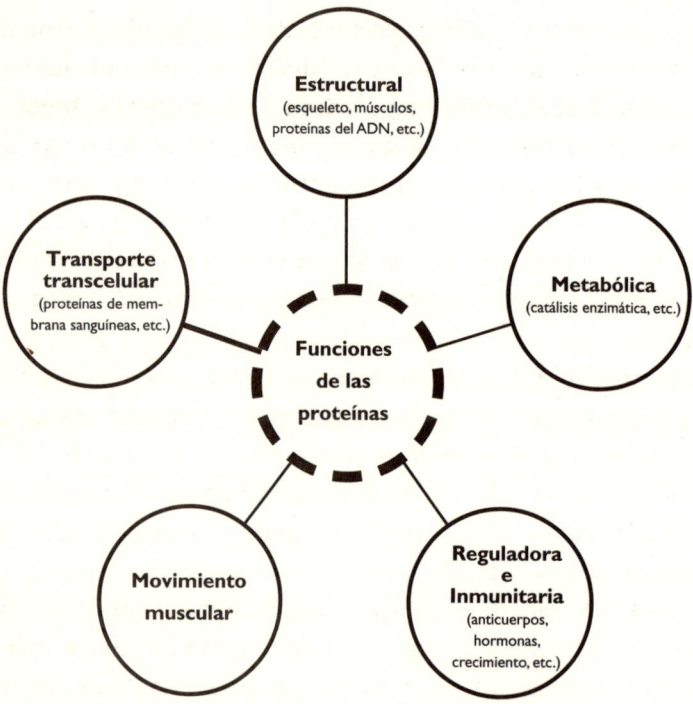

Ahora que hemos descubierto cuán importantes y vitales son las funciones de las proteínas, parece lógico pensar que estas deben de ser una parte muy importante de nuestra alimentación. Por ello debemos formularnos una pregunta harto evidente. ¿Cómo se calculan las necesidades nutricionales de proteínas?

Para calcular estos requerimientos, se analiza el balance nitrogenado (que es la relación entre el nitrógeno de las proteínas que ingerimos y el nitrógeno que se expulsa por la orina). De este modo obtenemos la cantidad mínima de aminoácidos esenciales para **construir nuestras estructuras proteicas** (huesos y músculos, sobre todo), así como la famosa cifra de 0,8 g/kg de peso al día de proteínas. Pero estos cálculos no tienen en cuenta que, además de la función estructural, las proteínas cumplen funciones reguladoras, inmunitarias, metabólicas y de transporte. Si el cálculo de aporte de aminoácidos se limitase a los requerimientos estructurales, estas otras funciones vitales podrían verse afectadas, o disminuir su rendimiento. Así pues, hay que tener en cuenta que las proteínas corporales no solo se eliminan y degradan por el balance nitrogenado.

También cabe tener en cuenta que la eficacia de las proteínas que ingerimos disminuye tanto en **los ancianos como en las personas jóvenes que llevan un estilo de vida sedentario.** Estos grupos requieren una mayor cantidad de proteínas para facilitar los correctos anabolismo, renovación y funcionamiento de los músculos y el esqueleto.

Otro error fundamental (por desgracia, bastante frecuente) que afecta a las recomendaciones de la cantidad de proteínas estriba en enunciar las necesidades diarias en forma de porcentaje de la energía ingerida. Nos proponen que tomemos un 55 % de hidratos de carbono, un 30 % de grasas y un 15 % de proteínas sin percatarse de que expresar las necesidades de proteínas en términos porcentuales es peligroso e impreciso. He aquí un ejemplo.

Supongamos que queremos que una persona de 80 kg adelgace mediante la típica dieta de 1.500 kcal. Si calculamos las necesidades de macronutrientes, tal y como se nos ha enseñado desde la aparición de la pirámide nutricional, le diseñaremos una dieta con un contenido en hidratos de carbono de 825 kcal (el 55 % del total de las 1.500 kcal), 225 kcal de proteínas (el 15 %) y 450 kcal de grasas (el 30 %). Ahora bien, como hemos dicho que pesa 80 kg, sus necesidades mínimas de proteínas serían o bien de 256 kcal (0,8 g/kg de peso), o bien de entre 320 y 384 kcal (1-1,2 g/kg de peso), si fuera deportista. De todo ello se deduce que le estamos aportando entre 30 y 160 kcal menos en forma de proteínas de las que necesita su cuerpo para mantener la masa muscular y el esqueleto (¡y esto sin contar las necesidades de proteínas para garantizar los procesos funcionales de inmunidad o de reacciones enzimáticas), con lo que gran parte de la pérdida de peso de este individuo no se producirá en forma de grasa (que sería lo saludable y lógico), sino a costa de la masa muscular (¡lo que no es ni deseable ni sano!). Así pues, tenemos dos opciones:

1.º **La más imprecisa:** Que las guías nutricionales y la pirámide aumenten el porcentaje de las proteínas diarias necesarias (reduciendo el de carbohidratos).

2.º **La más útil:** Efectuar los cálculos de necesidades de proteínas basándonos en el peso corporal, no en el porcentaje de energía de la dieta. Debemos tener siempre en mente el **nuevo concepto que acabamos de «desaprender y reaprender»:**

Cuanto menor sea la cantidad de energía ingerida en una dieta, mayor tendrá que ser la cantidad o proporción de proteínas con respecto a los otros macronutrientes (sobre todo, con respecto a los carbohidratos) para no caer en la desnutrición y que nuestro organismo funcione perfectamente.

Si pesa: (kg)	Dieta de 1.500 kcal y 15% proteínas. Aportamos: (g de proteínas/ día)	Gramos de proteínas que necesitaría en realidad (solo para mantener la masa muscular y el esqueleto) (0,8-1,2 g/día)	Dieta de 1.800 kcal y 15% de proteínas. Aportamos: (g de proteínas/día)
60	56,25	48-72	67,2
65	56,25	52-78	67,2
70	56,25	56-84	67,2
75	56,25	60-90	67,2
80	56,25	64-96	67,2
85	56,25	68-102	67,2
90	56,25	72-108	67,2
95	56,25	76-114	67,2
100	56,25	80-120	67,2

En esta tabla se demuestra de forma clara y sencilla que si la dieta es de 1.500 o 1.800 kcal y se cumple la proporción de proteínas que recomienda la pirámide nutricional (15 %), el paciente comerá cada día entre 56,25 y 67,2 g/día en forma de proteínas.

Llegados a este punto, y con los datos de la tabla, deben llamarnos la atención varias cosas muy importantes y trascendentales para el paciente y su buen funcionamiento corporal:

1.º Las dietas que basan la cantidad de proteínas en porcentajes del total de kcal ingeridas no tienen en cuenta el peso del paciente. Por tanto, se le asigna la misma cantidad de proteínas a una persona que pesa 60 kg que a otra que pesa cien, lo que no es ni correcto ni lógico, ya que la misma cantidad de agua necesaria para regar un bonsái no es la misma que la que requiere un campo de 10 hectáreas.

2.º Si el paciente a quien le hemos puesto la dieta de 1.500 o 1.800 kcal es sedentario y pesa más de 75 y 85 kilos (respectivamente), tendrá un déficit diario de proteínas, que será mayor cuanto más pese.

3.º Si el paciente es deportista, el déficit de proteínas diario se dará a partir de un peso de 60 kg, y será mayor cuanto más pese.

4.º A alguien que pese más de 80 a 85 kg y le pautemos una de estas dietas le estaremos dando entre un 15 y un 50 % menos de proteínas de las que necesita su cuerpo a diario (dependiendo de su peso y de si es o no deportista). El resultado será una pérdida de peso, pero no en forma de grasa, sino por desnutrición, tal y como han demostrado, de manera independiente, el doctor Layman, de la Universidad de Illinois, y el equipo del doctor Miller, de Washington.

Una muestra de la importancia de consumir todos los días una gran cantidad de proteínas de buena calidad es el hecho de que, hace más de diez años, la Junta de Alimentación y Nutrición del Instituto de Medicina de Estados Unidos publicó un documento que fijaba la **ingesta diaria saludable entre 0,8 g y más de 2,5 g de proteínas/kg de peso corporal y día.**

DISTRIBUCIÓN DE LAS PROTEÍNAS DURANTE EL DÍA

Las investigaciones más recientes han demostrado otros dos efectos muy importantes, tanto para optimizar la síntesis de proteínas corporales y sus funciones metabólicas como para prevenir la osteoporosis asociada al envejecimiento.

Nuestro organismo realiza la síntesis proteica a lo largo del día, desde la mañana a la noche, y para efectuarla como es debido necesita materia prima, es decir proteínas. ¿Acaso sabemos de algún albañil que pueda levantar un muro por la mañana si no tiene ladrillos? Algunas guías nutricionales recomiendan realizar un desayuno rico en hidratos de carbono y concentrar las proteínas para la comida y la cena. Sabemos que la mayoría de los adultos siguen estas recomendaciones y consumen menos de 10 g de proteínas durante el desayuno (lo que supone un 10 % de las que necesitamos a lo largo del día), con lo que ya empiezan mal el día. En el caso del cuerpo humano, de nada sirve decir que las proteínas sobrantes de la cena se utilizarán a la mañana siguiente, porque no es así: lo que comemos de más se almacena en nuestro cuerpo en forma de grasa.

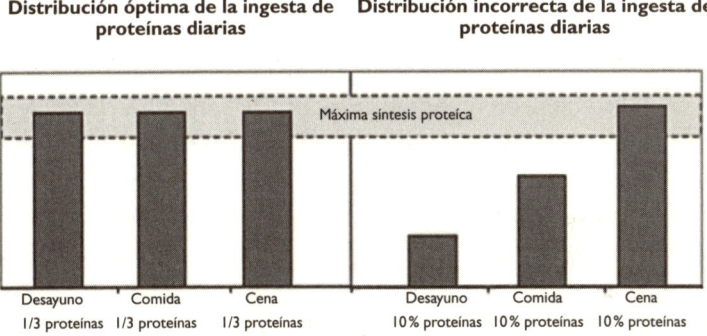

(Adaptado de D. Paddon-Jones, et al., *Curr Opin Clin Nutr Metab Care*, 2009; 12:86-90)

Este concepto es tan importante y útil que el equipo del doctor Paddon-Jones, del Departamento de Rehabilitación de la Universidad de Texas, ha demostrado que se puede prevenir y reducir el deterioro y atrofia muscular de los pacientes ancianos encamados, manteniendo la masa muscular y sus funciones, siguiendo estas dos indicaciones:

- Que cada una de las tres comidas principales del día tenga un contenido proteico de 25-30 g.
- Planificando sesiones de ejercicios físicos o de rehabilitación (aunque sean las simples movilizaciones en la cama) justo antes de las comidas principales.

PROTEÍNAS Y OSTEOPOROSIS

Se ha demostrado que los suplementos de calcio son totalmente inefectivos para remodelar y fortalecer la matriz ósea si la ingesta de proteínas es escasa. Los estudios más recientes concluyen que el efecto positivo del calcio parece requerir una ingesta proteica diaria mayor de 1,2 g/kg de peso. Las antiguas creencias con arreglo a las cuales el incremento de la ingesta diaria de proteínas podría causar descalcificación ósea, como se refleja en el incremento urinario de calcio, son incorrectas y carecen de fundamento científico. Además, ahora se sabe que las proteínas aumentan la absorción intestinal del calcio y mejoran el recambio y fortalecimiento de la matriz ósea.

Antes de terminar este apartado debemos escribir **los conceptos que hemos «desaprendido y reaprendido» sobre las proteínas de la dieta,** con el fin de asegurarnos de que no se nos olvidarán y de que vamos comprendiendo y avanzando en nuestros conocimientos sobre nutrición:

- **Las proteínas deben ser el eje central de una dieta equilibrada en los adultos y, en especial, en los ancianos y personas sedentarias.**
- **La ingesta de proteínas diaria debe ser proporcional al peso corporal, y no basada en el porcentaje de energía de la dieta.**
- **La cantidad diaria de proteínas debe distribuirse de forma similar a lo largo de las tres comidas principales del día (por ejem-**

plo, 90 g de proteínas al día repartidos en tercios iguales entre el desayuno, la comida y la cena), con el fin de optimizar la síntesis proteica y sus funciones reguladoras e inmunes.

- Un incremento en la ingesta de proteínas en pacientes con factores de riesgo cardiovascular, osteoporosis, síndrome metabólico o diabetes, no solo no es perjudicial, sino que también contribuye a prevenir dichas enfermedades o, si ya se padecen, a manejarlas de forma más satisfactoria.

En resumen, de este capítulo debemos haber desaprendido y reaprendido los siguientes conceptos:

1. Los hidratos de carbono no son la principal fuente de energía de nuestro organismo.

2. Sustituir los hidratos de carbono de la dieta por proteínas y grasas naturales no solo no tiene efectos nocivos para nuestra salud, sino que también contribuirá a reducir nuestro riesgo de padecer enfermedades cardiovasculares.

3. Los problemas de colesterol y triglicéridos elevados tienen su origen en las dietas ricas en hidratos de carbono.

4. La dieta equilibrada es rica en proteínas (al menos, 1-1,2 g/kg de peso y día), baja en hidratos de carbono (niveles 1 o 2 de la tabla siguiente), y con presencia de grasas saludables, especias, verduras, algunas frutas de temporada y unos pocos frutos secos.

5. Si cumple todas estas condiciones, no tendrá que contar calorías, ni engordará, y además se sentirá lleno de energía y con un buen estado de ánimo.

Cantidad de carbohidratos en la dieta (g de HdC/kg de peso/día)	Efectos sobre nuestro organismo
Nivel 1: Entre 0 y 0,4 g	Adelgazamiento rápido y saludable Buena salud cardiovascular y riesgo muy bajo de padecer enfermedades crónicas
Nivel 2: Entre 0,5 y 1 g	Mantenimiento del peso corporal saludable sin esfuerzo Riesgo bajo de padecer enfermedades crónicas
Nivel 3: Entre 1,2 y 1,9 g	Ganancia de peso insidiosa pero progresiva Riesgo elevado de padecer enfermedades crónicas
Nivel 4: Más de 2 - 2,5 g	Ganancia rápida de peso Riesgo muy elevado de padecer enfermedades crónicas

Con la tabla precedente hemos resumido de forma sencilla y práctica qué alimentos podemos comer. De este modo sabremos en qué nivel nos hallamos.

- **Alimentos de nivel 1:** Son los que, aunque se consuman hasta saciarnos (varios de ellos a lo largo del día), apenas nos aportarán carbohidratos). Entre ellos tenemos: carnes, pescados, mariscos, huevos, algas, setas, vísceras, salazones, embutidos y quesos artesanales no procesados, así como caldos de pollo y pescado, y *shirataki*.
- **Alimentos de nivel 2:** Son los que se pueden tomar en cantidades diarias que nos sacien, sin miedo a sobrepasar el límite diario de hidratos de carbono de este nivel. Los principales son: aceitunas, acelgas, achicoria, ajo, alca-

chofas, berros, berza, berenjenas, brócoli, calabacín, ca-nónigos, coles, coliflor, cebolla, endivias, espárragos, es-pinacas, hinojo, judías verdes, lechuga, limón, lombarda, nabo, pepino, pimientos, puerro, rúcula y tomate, así como el caldo de verduras.

- **Alimentos de nivel 2 CON UN LÍMITE DIARIO:** Son los que no se deben consumir en más de 3-4 porciones diarias, a ser posible en diferentes comidas, y siempre que se reduz-ca el consumo de los demás alimentos del nivel 2. Consi-deraremos como porciones los siguientes alimentos: un yogur o bien con un 0 % de materia grasa o bien natural sin azúcares añadidos; 100 g de frambuesas, fresas, melón o papaya; 50 g de albaricoques, cerezas, ciruelas, manza-nas, higos frescos, naranjas, kiwis, mandarinas, melocoto-nes, pomelo, nísperos, sandía y peras; frutos secos pesados con cáscara, tales como 50 g de cacahuetes, pipas o nueces, o 30 g de pistachos o 120 g de almendras; 100 g de calaba-za; 85 g de zanahorias; 35 g de patatas; 100 ml de leche, o 15 g de chocolate con un 70 % o más de cacao.
- **Alimentos de los niveles 3 y 4:** Son el resto de alimentos de los que no hemos hablado. Si se consumen con fre-cuencia (más de 1-2 veces por semana) o si abusamos de los alimentos del nivel 2 con límite diario, entraremos en los niveles 3 o 4, dependiendo de cuánto abusemos.

4

RESISTENCIA A LA INSULINA Y SÍNDROME METABÓLICO. ORIGEN COMÚN DE LAS ENFERMEDADES CRÓNICAS

> *¡Come poco y cena más poco, que la salud de todo el cuerpo se fragua en la oficina del estómago!*
>
> MIGUEL DE CERVANTES

EL SÍNDROME METABÓLICO

Se denomina síndrome metabólico (SdMet) a la asociación que existe entre obesidad, diabetes, enfermedad cardiovascular e hipertensión. Aunque quizá nunca haya oído hablar de él, no es un concepto nuevo. Hace casi cien años, el doctor Kylin, de Suecia, observó una asociación entre la hipertensión, la hiperglucemia y la gota. Posteriormente, Gregorio Marañón llegó a la siguiente conclusión:

> La hipertensión arterial es un estado prediabético. [...] Este concepto también se aplica a la obesidad [...] y debe haber alguna forma de predisposición de carácter general para la asociación de la diabetes (del adulto) con la hipertensión arterial, la obesidad y quizá también con la gota [...] de manera que la dieta es esencial para la prevención y el tratamiento de todas estas alteraciones.

En 1988, el doctor Gerard Reaven presentó, ante la Asociación Americana de Diabetes, con motivo de las famosas conferencias Frederick Banting (llamadas así en honor al descubridor de la insulina), una ponencia titulada *El papel de la insulina en la enfermedad humana*. En ella se le otorgó la categoría de auténtico síndrome, y se le convirtió en culpable de buena parte de las enfermedades crónicas que afectan a nuestras sociedades industrializadas. Por aquellos tiempos aún no se llamaba síndrome metabólico, sino síndrome X.

Según cuenta el propio Reaven en un artículo titulado «Síndrome X: Una pequeña historia», la equis se utilizó para destacar el hecho de la importancia de la resistencia a la insulina como un factor de riesgo cardiovascular (FRCV), lo que era relativamente poco conocido. Como la insulina es la principal hormona anabólica de nuestro cuerpo (pues almacena energía en forma de glucógeno en las células, inhibe el uso de las grasas como fuente de energía, sintetiza los triglicéridos, reabsorbe la sal, el agua y el ácido úrico en el riñón, y además estimula el sistema nervioso de alerta), las alteraciones patológicas debidas a su *resistencia* pueden ser muy variadas, como podemos ver en la siguiente tabla:

**Posibles alteraciones fisiológicas asociadas
a la resistencia a la insulina**

1. *Sobre la tolerancia a la glucosa*
   a) Empeora la glucemia en ayunas (hiperglucemia)
   b) Empeora la tolerancia a la glucosa (prediabetes y diabetes tipo 2)

2. *Sobre el metabolismo del ácido úrico*
   a) Aumento del ácido úrico en sangre (gota)
   b) Disminución de la eliminación renal de ácido úrico

3. *Sobre el metabolismo de las grasas*
   a) Aumento de los triglicéridos en sangre (hipertrigliceridemia)
   b) Disminución del colesterol bueno (HDLc) en sangre
   c) Aumento de las grasas en sangre tras las comidas
   d) Formación de partículas de colesterol malo (LDLc) más dañinas

---

Posibles alteraciones fisiológicas asociadas
a la resistencia a la insulina

4. Sobre el sistema cardiovascular

  a) Aumento de la reabsorción renal de sodio y agua

  b) Aumento de la actividad del sistema nervioso simpático

  c) Hipertensión arterial como consecuencia de los efectos de a) y b)

5. Sobre el sistema de coagulación

  a) Aumento de proteínas procoagulantes (trombosis)

6. Sobre la fisiología de la reproducción

  a) Síndrome del ovario poliquístico

  b) Disminución de la fertilidad

Hasta ahora hemos visto que las manifestaciones del síndrome metabólico pueden ser muy variadas. Entonces, ¿cómo podemos saber si lo padecemos o estamos en riesgo de padecerlo?

Aunque existen distintas clasificaciones y definiciones, todas ellas coinciden en las cinco características que muestra la figura, inducidas por una hiperinsulinemia mantenida de forma crónica.

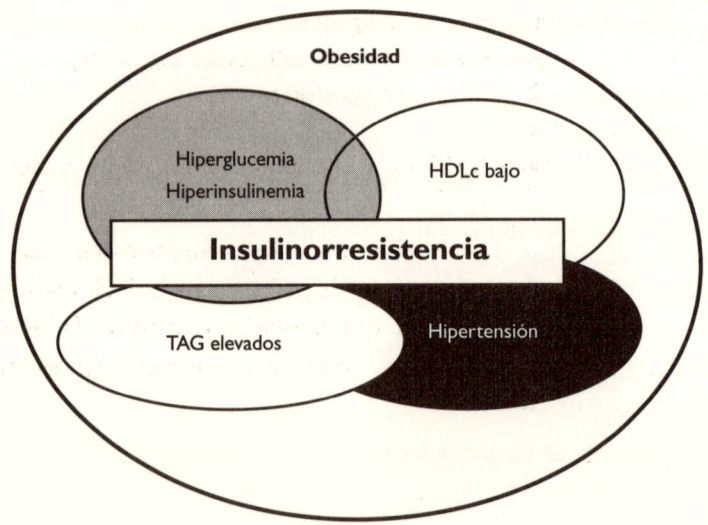

Para prevenir sus complicaciones es muy importante conocerlo, saber diagnosticarlo y tratarlo, ya que su prevalencia no solo es muy elevada (hoy en día afecta a más del 30 % de los adultos de Europa y Estados Unidos) sino que también, debido al aumento progresivo y exponencial de la obesidad y la diabetes asociada a ella en todos los países desarrollados, su existencia se multiplicará de forma muy significativa en los próximos años.

Para efectuar un diagnóstico de SdMet no tienen por qué darse todas estas características; tan solo basta con que se den tres de ellas. Eso significa que se incrementa nuestro riesgo de desarrollar diabetes, infartos cerebrales o de miocardio, trombosis y otros problemas cardiovasculares.

¿Padece usted un síndrome metabólico?
Si cumple al menos tres de estas cinco características...
¡lo padece!

---

1. Diámetro de la cintura: $\geq$ 100 cm (si es hombre) o $\geq$ 89 cm (si es mujer).
2. Triglicéridos en sangre: $\geq$ 150 mg/dl.
3. HDLc: < 40 mg/dl (si es hombre) o < 50 mg/dl (si es mujer).
4. Tensión arterial: $\geq$ 130/85 mmHg o toma medicación antihipertensiva.
5. Glucosa en ayunas: $\geq$ 100 mg/dl o toma medicación para la diabetes.

A principios de 2012 se publicaron los resultados del estudio más amplio jamás realizado en España hasta la fecha sobre el SdMet y el riesgo coronario que conlleva, el estudio DARIOS. De dicha investigación se han obtenido datos muy interesantes, a la vez que alarmantes:

Grupos de edad	Porcentaje de hombres con SdMet	Porcentaje de mujeres con SdMet
35-44 años	20%	11%
45-54 años	32%	25%
55-64 años	40%	42%
65-74 años	42,2%	52,5%

(Adaptada de D. Fernández-Bergés, estudio DARIOS, *Rev Esp Cardiol,* 2012.)

Como se puede ver en la tabla, los varones jóvenes (menores de cuarenta y cinco años) lo padecen el doble que las mujeres de esa misma edad. No obstante, a partir de los cincuenta y cinco años, la prevalencia en los hombres se mantiene en porcentajes similares (3-4 de cada 10 hombres), mientras que en las mujeres va aumentando de forma significativa con la edad, hasta superar al porcentaje de hombres que lo padecen (más de la mitad) a partir de los sesenta y cinco años. ¿Cómo se explica, en nuestra opinión, este patrón tan curioso? Ahora lo veremos.

Hoy en día, la principal causa de muerte en mujeres es la enfermedad cardiovascular; en concreto, el infarto agudo de miocardio (IAM). De hecho, ante el primer episodio de infarto, las mujeres mayores de cincuenta y cinco años tienen un 20% más de probabilidad de morir que los hombres, a pesar de que su riesgo cardiovascular es la mitad que el de los varones.

Grupos de edad	Riesgo cardiovascular en hombres	Riesgo cardiovascular en mujeres
35-44 años	3%	1%
45-54 años	5%	4%
55-64 años	8%	5%
65-74 años	11%	5%

(Adaptada de D. Fernández-Bergés, estudio DARIOS, *Rev Esp Cardiol,* 2012.)

Según datos de la Fundación del Corazón de la Sociedad Española de Cardiología, esto se debe a que el perfil hormonal de la mujer durante su vida fértil las protege en gran medida de las enfermedades cardiovasculares. Por esta razón, este tipo de patología aparece diez años más tarde en las mujeres que en los hombres y, por tanto, del mismo modo que no nos entra en la cabeza la posibilidad (existente) de que un hombre padezca cáncer de mama, no creemos posible que un simple dolor torácico y falta de respiración en una mujer se deba a un IAM. Las propias pacientes suelen restarles importancia a los síntomas y no consultan en urgencias, o lo hacen cuando ya es demasiado tarde.

Los médicos también debemos de estar informados y alerta para evitar cometer fallos importantes a la hora de diagnosticar a estas pacientes, ya que se sabe que, ante los mismos síntomas sospechosos de patología cardíaca, los hombres tienen cuatro veces más probabilidades de recibir un diagnóstico correcto que las mujeres.

Por tanto, he aquí **el primer concepto que debemos «desaprender y reaprender»** sobre el SdMet y el riesgo cardiovascular:

A partir de la mediana edad (mayores de sesenta y cinco años), el riesgo cardiovascular y de diabetes está muy igualado en ambos sexos. Insistimos en que tanto los hombres como las mujeres deben llevar una vida saludable.

SÍNDROME METABÓLICO MÓRBIDO Y PREMÓRBIDO

Desde el año 2010, la Organización Mundial de la Salud (OMS) recomienda distinguir entre los pacientes con SdMet que ya están diagnosticados de diabetes o enfermedad cardiovascular (SdMet mórbido) y los que, aunque reúnen algunos criterios del SdMet, no presentan todavía una enfermedad establecida (SdMet premórbido), ya que en este último caso son muy eficaces las medidas de prevención primaria de la enfermedad.

SdMet premórbido Pacientes con SdMet sin diabetes, ni enfermedad cardiovascular establecida. **¡Prevención primaria!** (¡Evitar que aparezcan las enfermedades!)	**SdMet mórbido** Pacientes con SdMet con diagnóstico y tratamiento para diabetes o enfermedad cardiovascular. **¡Prevención secundaria!** (¡Evitar que aparezcan las complicaciones!)

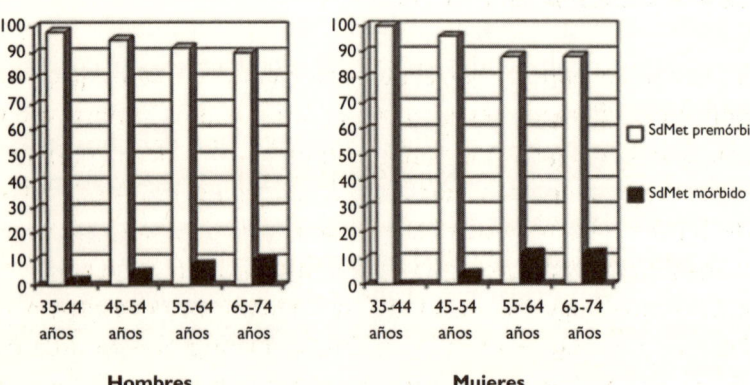

Hombres   Mujeres

Tal y como podemos ver en la figura precedente, la mayoría de casos que existen de SdMet están en fase premórbida. Por tanto, tenemos la oportunidad de cambiar nuestros hábitos de vida y revertir la situación, haciendo que nos desaparezcan las características propias del síndrome y de este modo no lleguemos a desarrollar nunca la enfermedad.

¡La situación en los niños es todavía más preocupante! Se calcula que más de seis de cada diez niños y adolescentes con edades comprendidas entre los dos y los dieciocho años que padecen obesidad de grados I o II presentan alguna de las características del SdMet. Si no ponemos remedio a esta situación, dentro de unos años casi todos los adultos de los países desarrollados verán reducidas tanto su calidad como su esperanza de vida debido a las complicaciones de este síndrome. Por tanto, debemos educar e incentivar, ya desde la infancia, los buenos hábitos nutricionales que vimos en los capítulos 1 y 3, con el fin de reducir la incidencia de SdMet y evitar el desarrollo de las enfermedades a las que puede dar lugar.

¿Qué es y cómo se puede medir la resistencia a la insulina?

Ya hemos comentado que el desencadenante del síndrome metabólico es la llamada resistencia a la insulina o insulinorresistencia, que se define como una disminución del efecto biológico esperado para una concentración de insulina dada. Pero la clave del SdMet reside en que la expresión clínica de esta resistencia a la insulina es muy variable y va a depender de cada persona, ya que, como dijimos, la insulina tiene muchas funciones distintas. Por tanto, la resistencia a la insulina se manifestará en cada paciente alterando en un primer momento la función a la que sea más susceptible. Por este motivo se diagnostica el SdMet a partir de un conjunto de características (tres de cinco), en vez de recurriendo a una simple prueba dependiente de un único parámetro, como ocurre con la mayoría de las enfermedades.

El método más sencillo y útil para medir la resistencia a la insulina es calculando el ratio TAG/HDLc, de tal manera que cuanto mayor sea (TAG más elevados y/o HDLc menor), mayor será nuestro grado de resistencia a la insulina. Un ratio TAG/HDLc mayor de 3,5 nos sugiere que los pacientes tienen una resistencia a la insulina elevada y un alto riesgo cardio-vascular.

Como ya habrá comprendido, la resistencia a la insulina no se desarrolla de forma brusca —de un día para otro—, sino que es un proceso lento y silencioso que tarda años en establecerse. Cuando está plenamente desarrollada existen una serie de marcadores bioquímicos y físicos que la delatan:

- El hígado transforma más azúcar sanguíneo en grasas, con el consiguiente incremento de los triglicéridos en sangre.
- Se ha ido almacenando más grasa en nuestro tejido adiposo, con lo que habremos ganado peso, en especial en el plano centroabdominal.
- La tensión arterial tiende a estar algo por encima de lo normal.
- Hay niveles reducidos de colesterol bueno (HDLc).

Cualquiera de estos hallazgos lleva la marca del SdMet. Por tanto, si comenzamos a observar que algún parámetro fisiológico de riesgo cardiovascular comienza a alterarse, **no debemos pensar que se trate de algún proceso lógico asociado a la edad**, sino que debemos **revisar nuestros hábitos de vida** e intentar cambiarlos para prevenir la aparición del SdMet.

LAS GOTERAS NO SE TRATAN PONIENDO CUBOS DEBAJO DE ELLAS, SINO REPARÁNDOLAS

¿Qué haría usted si tuviera goteras en casa? Supongo que llamaría al fontanero para que detectara dónde está la tubería rota y la cambiara. Pero ¿qué pensaría si, en vez de reparar la tubería, el fontanero pusiera debajo de cada gotera un cubo vacío y le dijera que lo cambie por otro vacío cuando vea que le queda poco para llenarse?

Es curioso que esta situación nos parezca irreal, absurda e intolerable, pero sí aceptamos, ¡y con agrado!, que cuando padecemos un SdMet no nos traten el origen del problema, es decir, **la resistencia a la insulina.**

Si el SdMet se desencadena como consecuencia de la resistencia a la insulina, y los hidratos de carbono producen, aumentan y cronifican esta, lo lógico será darle una dieta baja en hidratos de carbono a los pacientes que la padecen. Han pasado quince años desde que el doctor Reaven publicara una revisión sobre este tema, titulada «Las dietas ricas en hidratos de carbono ¿previenen el desarrollo y/o atenúan las manifestaciones del síndrome X? Un punto de vista fuertemente en contra», donde llegaba a la conclusión de que, para tratar el síndrome X, había que evitar las dietas ricas en hidratos de carbono.

Desde entonces apenas ha habido manuales y profesionales que basen el tratamiento del SdMet en estas recomendaciones.

Hoy en día, y por culpa, en parte, de la pirámide alimentaria que vimos en el capítulo 1, las recomendaciones nutricionales para el tratamiento del SdMet se basan en una dieta rica en carbohidratos, lo que no hace sino empeorar la situación de partida, aunque se trate de hidratos de carbono de bajo índice glucémico. Por otro lado, el tratamiento farmacológico más extendido para él son las estatinas, que son fármacos para reducir las cifras de colesterol en sangre. En teoría, sus principales efectos son los siguientes:

1.º Reducir los niveles de colesterol total.
2.º Reducir los niveles de colesterol malo (LDLc).
3.º Reducir la capacidad aterogénica de las partículas LDLc.

Si recordamos las cinco características del SdMet (obesidad, HDLc bajo, TAG altos, hiperglucemia en ayunas y HTA), podemos observar que ni el colesterol total ni el LDLc forman parte del diagnóstico del síndrome. Por tanto, **la deducción lógica que «desaprendemos y aprendemos» de todo esto es la siguiente:**

Ni las dietas ricas en hidratos de carbono, ni las estatinas son tratamientos adecuados para el SdMet, porque no reducen la *resistencia a la insulina,* que es la clave del problema.

Otro problema asociado al tratamiento con estatinas es la cantidad de efectos secundarios que genera (y que van desde leves hasta muy graves) y su baja efectividad. Tal y como han demostrado los estudios de metaanálisis y ha publicado el Servicio Nacional de Salud de Inglaterra, solo dos de cada veinte pacientes reducen el riesgo de padecer complicaciones cardiovasculares. Los otros dieciocho no tendrán ningún beneficio, o sufrirán algún efecto secundario asociado al tratamiento crónico.

Con todo lo que hemos visto hasta ahora, es fácil deducir que el tratamiento más eficaz para el SdMet consiste en reducir la resistencia a la insulina. ¿Cómo? Mediante dos estrategias muy sencillas:

1.º **No echando más leña al fuego.** Si los carbohidratos activan y perpetúan la resistencia a la insulina, una dieta baja en ellos la reducirá de forma muy eficaz.
2.º **Realizando ejercicio físico diario** (basta con caminar de treinta a sesenta minutos al día), ya que mejora el ratio TAG/HDLc, que, como vimos, es una medida indirecta pero muy fiable de la resistencia a la insulina.

Las cuatro claves del método Dukan
para prevenir y tratar el SdMet

1.ª **Al ser una dieta baja en hidratos de carbono, mejora el control glucémico y reduce la resistencia a la insulina**
El método Dukan basado en el Plan Protal y sus cien alimentos supone un sistema muy sencillo y eficaz para combatir la resistencia a la insulina. Al basar nuestra alimentación en una gran variedad de alimentos, no sentiremos que nuestras comidas son monótonas y sabremos que, siempre que los consumamos de forma individual o mezclados entre ellos, estaremos contribuyendo a reducir nuestra glucemia en ayunas y después de las comidas, así como la resistencia a la insulina. Además, podemos comer las cantidades necesarias hasta sentirnos satisfechos, todo ello sin el riesgo de ganar peso.

2.ª **Mejora las cinco características del SdMet de forma muy significativa y en comparación con las dietas ricas en hidratos de carbono**
Como podemos ver en la siguiente figura, el método Dukan permite efectuar un control rápido y significativo de los cinco parámetros que definen el SdMet.

Por un lado, permite una pérdida de peso mayor y más mantenida en el tiempo que las dietas ricas en hidratos de carbono.

Además, reduce los triglicéridos (TAG), puesto que se sabe, desde la década de 1950, que las dietas bajas en hidratos de carbono son el medio más efectivo para reducirlos.

En tercer lugar, aumenta el HDL, con lo que el ratio TAG/HDLc mejora de manera espectacular, lo que nos indica que la reducción de la resistencia a la insulina ha sido muy importante. Las dietas ricas en carbohidratos no producen este efecto tan beneficioso, ya que tienden a reducir el HDL y no mejoran de forma significativa los TAG.

También se mejora la glucemia, tanto si se está en ayunas como si se acaba de comer.

Por último, la tensión arterial se mantiene en cifras normales, tal y como veremos en el siguiente capítulo.

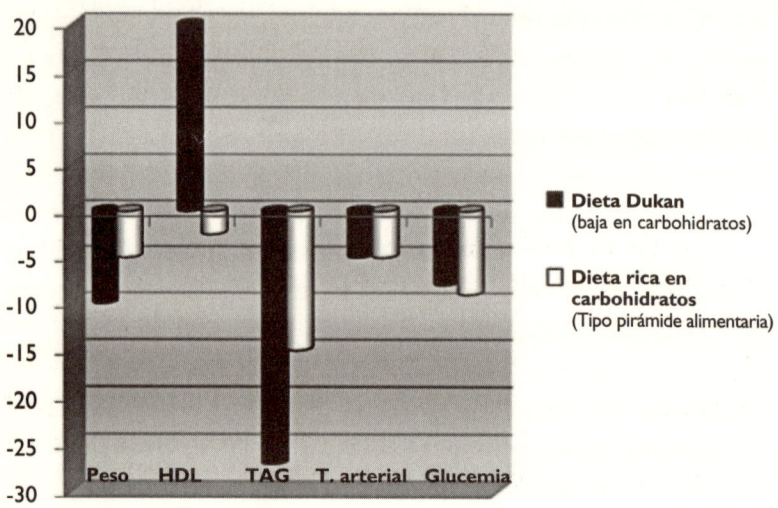

Por tanto, tal y como Reaven demostró hace años, una dieta baja en hidratos de carbono (como la Dukan) es la opción más saludable, sencilla, económica y efectiva para prevenir y controlar el SdMet, tanto a corto como a largo plazo.

3.ª **No solo mejora los marcadores del SdMet alterados, sino que previene la afectación de los que no lo están.**

Sabemos que el origen del SdMet se halla en la resistencia a la insulina. Si conseguimos reducirla o evitarla, prevendremos la aparición del SdMet, o lo revertiremos. Además, debido al mecanismo fisiológico en el que se basan las dietas tipo Dukan (la activación del metabolismo lipolítico, entre otras múltiples acciones), no solo mejorarán los parámetros del SdMet que tengamos alterados, sino que también evitaremos que en el futuro se nos alteren los que teníamos normales o en el límite de la normalidad. Estos efectos beneficiosos adicionales tampoco los tienen las dietas ricas en carbohidratos.

Por otro lado, en la actualidad existen fármacos para intentar reducir la presión arterial o aumentar la cantidad de HDLc en sangre, pero no existe ninguno que sea capaz de reducir y controlar los otros marcadores del SdMet. Este tipo de dieta nos permite conseguirlo de forma sencilla, y sin efectos secundarios.

4.ª Sus efectos beneficiosos no requieren la pérdida de peso.
Una última ventaja de las dietas tipo Dukan (bajas en carbohidratos) con respecto a las dietas ricas en hidratos de carbono es que estas últimas no solo no son tan efectivas en el tratamiento del SdMet, sino que los escasos beneficios que generan se basan en la pérdida de peso que producen. Dicho de otro modo, si seguimos una dieta rica en hidratos de carbono pero no perdemos peso, no obtendremos ningún beneficio sobre el SdMet; incluso aumentará nuestro nivel de triglicéridos en sangre, y puede que la presión arterial y la glucemia. Por el contrario, la dieta Dukan produce los mismos efectos positivos sobre el SdMet, aunque no perdamos peso o estemos en la fase de mantenimiento. De todo esto extraemos dos conclusiones.

1.º **Los efectos positivos se mantienen a largo plazo.** Los efectos positivos del método Dukan sobre la fisiopatología del SdMet no solo se manifiestan durante la fase de pérdida de peso, sino que también lo hacen en el mantenimiento a largo plazo y durante todo el tiempo que se mantenga este tipo de alimentación.

2.º **Es el único tratamiento efectivo para SdMet en no**

obesos. Los pacientes que no presenten ni obesidad ni sobrepeso pero que o bien tengan un SdMet diagnosticado (al menos tres de los cinco parámetros), o bien presenten una o dos características de este, deberían iniciar una dieta baja en hidratos de carbono, ya que la dieta Dukan es el tratamiento más efectivo que existe, incluso más que los fármacos.

ALIMENTOS ESPECIALMENTE RECOMENDADOS PARA EL MANEJO DEL SdMet

Aunque cualquiera de los cien alimentos de la dieta Dukan es sano y beneficioso para tratar y prevenir el SdMet, vamos a destacar algunos que, debido a su alto contenido en ácidos grasos saludables o fitoquímicos, potenciará los beneficios de esta dieta, ya de por sí sana.

- **Pescados azules ricos en omega-3.** Aunque todos los pescados son sanos, debemos destacar la sardina, el atún, la caballa, el salmón y el mújol, ya que su alto contenido en ácidos grasos omega-3 (ácidos eicosapentanoico y docosahexaenoico) contribuye a reducir la inflamación crónica y las cifras de LDLc, así como a aumentar las de HDLc. Además, en fechas recientes se ha descubierto que los alimentos ricos en omega-3 aumentan la síntesis de cuerpos cetónicos (con los efectos beneficiosos que ya hemos visto) y reducen la concentración de glucosa en sangre.
  En resumen, los pescados actúan sobre dos de los cinco parámetros del SdMet (glucemia en ayunas y HDLc), y además reducen las cifras de LDLc (colesterol malo).
- **Coles y brócoli.** El fitoquímico presente de forma natural en las verduras crucíferas (las coles, el brócoli y la coli-

86

flor) es un isotiocianato llamado sulforafano (SFN), que produce un aumento importante de HDLc y una reducción significativa de LDLc.

- **Cebolla.** Los flavonoides de este alimento producen, entre otros efectos beneficiosos para la salud:
  — Reducción de las cifras de colesterol total y de LDLc.
  — Disminución significativa de la presión arterial.
  — Mejora la glucemia y la resistencia a la insulina.
- **Ajo.** Comer uno o dos dientes de ajo al día contribuye a mantener la presión arterial en cifras normales, reduce los TAG y mejora la glucemia en ayunas, lo que supone beneficios muy importantes en tres de los cinco parámetros del SdMet.
- **Tomate.** Tomar al menos siete tomates a la semana reduce de forma muy significativa el riesgo de muerte cardiovascular, ya que el licopeno que contienen no solo reduce las cifras de LDLc y la presión arterial, sino que también evita que se formen los coágulos sanguíneos causantes de gran cantidad de infartos cerebrales y cardíacos.

En resumen, en este capítulo debemos haber desaprendido y reaprendido los siguientes conceptos:

1. El SdMet es muy frecuente hoy en día. Es fácil de diagnosticar, así que no dude en consultar a su médico y descubrir si lo padece (esto es, si cumple al menos tres de las cinco características que lo definen) o si está en riesgo de sufrirlo (uno o dos parámetros).
2. El tratamiento más sencillo y efectivo para prevenir y tratar el SdMet es una dieta baja en hidratos de carbono.
3. Tratar los síntomas del SdMet únicamente con fármacos no es lo más adecuado, ya que estamos obviando el

origen del problema (goteras = resistencia a la insulina) y tratando la sintomatología (cubos bajo las goteras = fármacos). Si no tratamos el origen del problema, este producirá graves consecuencias en el futuro inmediato.

4. Los efectos positivos comenzarán a percibirse entre dos y cuatro semanas después de haber iniciado nuestra dieta anti SdMet.

5. Los efectos positivos del método Dukan sobre el SdMet no solo se deben a la pérdida de peso que produce, sino que también se mantienen aunque no perdamos peso. Por tanto es el tratamiento recomendado en pacientes con SdMet o alguna de sus características, y que no tengan sobrepeso ni obesidad.

5

LA HIPERTENSIÓN ARTERIAL, EL ENEMIGO SILENCIOSO

Que tu alimento sea tu medicina, y tu medicina tu alimento

HIPÓCRATES

APRENDER A DESAPRENDER PARA VOLVER A APRENDER

La hipertensión arterial es una de las enfermedades más importantes y frecuentes relacionadas con nuestro estilo de vida y tipo de alimentación. Al menos uno de cada tres adultos de Europa y Estados Unidos la padece. Se sabe que es la primera causa de enfermedades cardíacas y cerebrales, así como la segunda causa de insuficiencia renal crónica.

¿QUÉ ES LA HIPERTENSIÓN ARTERIAL Y QUÉ LA PRODUCE?

Sabemos que cuanto mayor sea la presión arterial (PA), mayor será el riesgo de morbilidad y mortalidad cardiovascular.

Los médicos solemos definir la presión arterial alta como aquella cuya presión arterial sistólica (el valor alto de la PA que se produce cuando el corazón está latiendo) alcanza valores mayores o iguales que 140 mmHg, o cuya presión arterial diastólica (el valor bajo de la PA, que se produce cuando el corazón está en reposo entre latidos) es mayor o igual que 90 mmHg. Para establecer el diagnóstico definitivo de HTA y

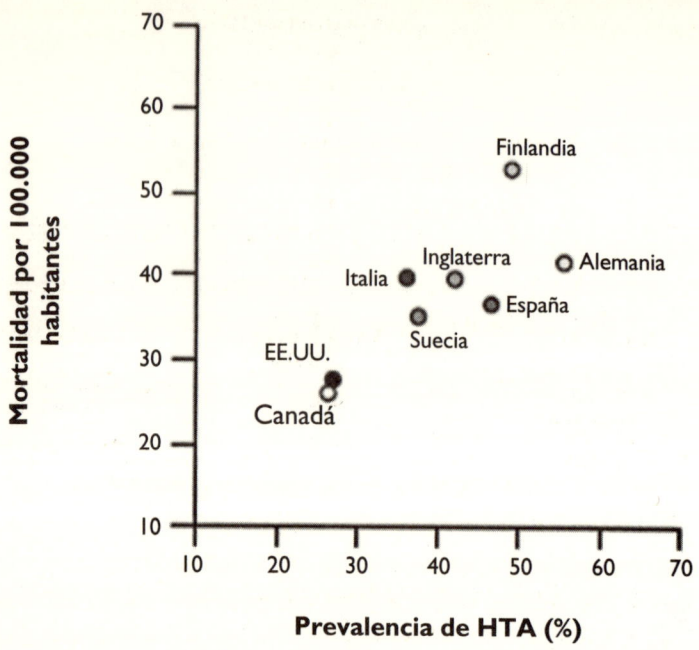

(Adaptado de R. S. Cooper *et al.*, BMC Med., 2005)

plantearle un tratamiento al paciente debemos medir la PA en reposo (el paciente debe descansar cinco minutos desde su llegada a la consulta o lugar donde se le va a hacer la medición), al menos dos veces seguidas, y en dos ocasiones separadas por una o dos semanas.

Cada aumento de 5 mmHg en las cifras de presión arterial incrementa el riesgo relativo de enfermedad coronaria en un 25 % con respecto a las personas cuyos valores de presión arterial son normales. Dado el alto riesgo de complicaciones que conlleva esta enfermedad, que suele cursar de forma silenciosa hasta que aparecen los problemas, es muy importante efectuar su diagnóstico, control y tratamiento. La HTA mantenida es una causa de muerte muy frecuente. Si mantuviéramos la TA en límites normales, podríamos evitar 7 de cada 100 muertes en la población general.

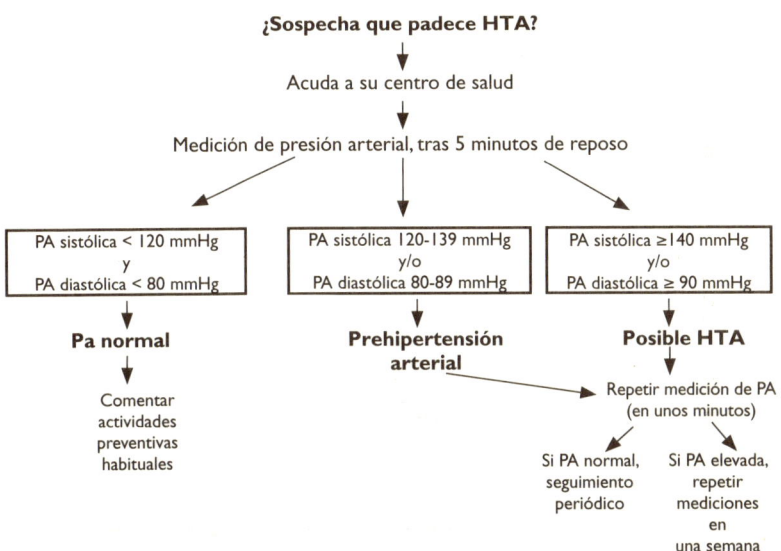

¿Sospecha que padece HTA?
↓
Acuda a su centro de salud
↓
Medición de presión arterial, tras 5 minutos de reposo

| PA sistólica < 120 mmHg y PA diastólica < 80 mmHg | PA sistólica 120-139 mmHg y/o PA diastólica 80-89 mmHg | PA sistólica ≥140 mmHg y/o PA diastólica ≥ 90 mmHg |

Pa normal

Comentar
actividades
preventivas
habituales

Prehipertensión arterial

Posible HTA

Repetir medición de PA
(en unos minutos)

Si PA normal,
seguimiento
periódico

Si PA elevada,
repetir
mediciones
en
una semana

Entre los factores que contribuyen a aumentar la presión arterial de forma crónica destacan:

- **El tabaco.** Fumar tiene un efecto tan nocivo para la presión arterial que incluso un solo cigarrillo puede producir subidas intensas de presión arterial y podría dar lugar a infartos cardíacos o cerebrales.
- **La obesidad.** Como podemos ver en la siguiente figura, en las personas delgadas (cuyo índice de masa corporal o IMC es menor de 18,5 kg/m²) y con normopeso (cuyo IMC oscila entre 18,5 y 24,9 kg/m²) apenas existe la HTA, y los pocos casos existentes se deben, sobre todo, a la resistencia a la insulina que ya vimos en el capítulo anterior.

La relación de la HTA con el sobrepeso y la obesidad es directamente proporcional, de tal manera que al aumentar el peso lo hacen proporcionalmente las cifras de presión arterial, así como la morbimortalidad asociada a ella.

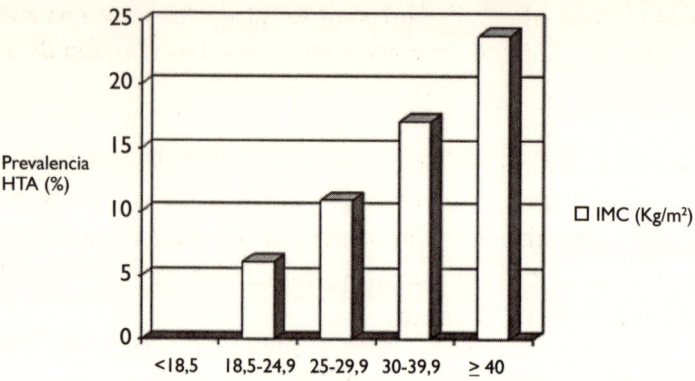

- **La edad avanzada.** Solemos considerar que la presión arterial aumenta con la edad. Pero este patrón solo se observa en los países industrializados y con una dieta alta en hidratos de carbono, ya que los valores de presión arterial tienden a disminuir con la edad entre las poblaciones de cazadores-recolectores y en países con dietas bajas en hidratos de carbono.

  Los estudios de migraciones también demuestran que los determinantes más importantes de la presión arterial son ambientales, culturales y nutricionales. Cuando los habitantes de zonas con baja prevalencia de HTA emigran a países con tasas elevadas y adoptan el estilo de vida del país al que han llegado, la frecuencia con que aparece la HTA es igual a la de la nueva población. A la inversa, si los individuos de países con alto riesgo de HTA comienzan a vivir en zonas sin HTA, las probabilidades de desarrollarla serán muy bajas y, si ya la tenían, puede que se les normalice limitándose a cambiar los hábitos nutricionales y sin necesidad de recurrir a tratamiento farmacológico (o disminuyendo su dosis).

Si evitamos el tabaco, el sobrepeso/obesidad y llevamos una dieta baja en carbohidratos, conseguiremos minimizar el riesgo de padecer HTA.

No controlar la HTA es la causa más frecuente de infarto cerebral (ictus) y está directamente relacionado con la muerte por esta causa: si duplicamos el porcentaje de pacientes que controlan la presión arterial de manera satisfactoria, reduciremos a la mitad la mortalidad por ictus.

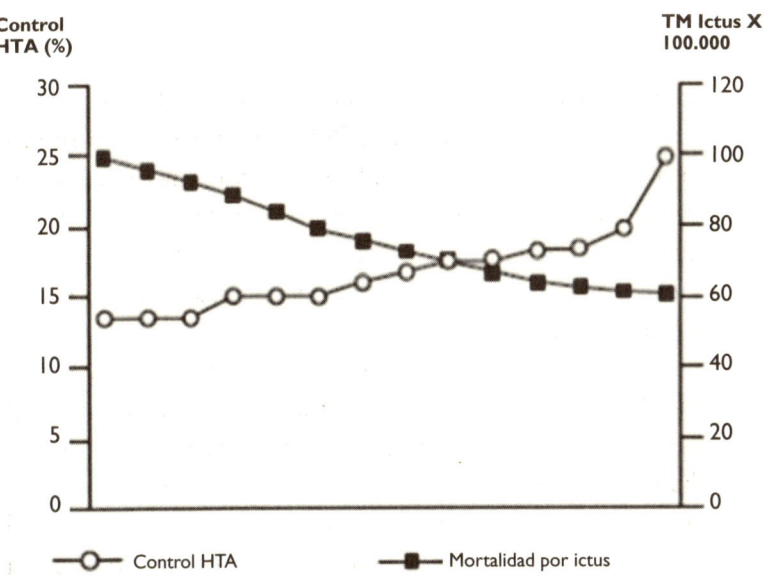

(Adaptado de *Guía Española de HTA Hipertensión*, 2005).

Además de los ictus, la HTA es responsable de gran cantidad de enfermedades sobre diversos órganos, los más importantes de los cuales son:

- **Corazón.** Produce un aumento del volumen del corazón (hipertrofia ventricular izquierda) como consecuencia de la resistencia que el músculo cardíaco tiene que vencer para propulsar la sangre hacia el resto del cuerpo. Cuando el corazón termina por fatigarse y no consigue vencer la presión, se produce la insuficiencia cardíaca, que es el paso previo al edema agudo de pulmón.

- **Sistema vascular periférico.** Destacan las amputaciones por isquemias y necrosis de las extremidades y las dilataciones de los vasos sanguíneos (aneurismas), cuya complicación más temida es su rotura. Esta genera un cuadro de hemorragia aguda que provoca inestabilidad en el paciente y tiene difícil solución.

- **Riñón.** La HTA es la segunda causa de insuficiencia renal crónica, después de la diabetes. Sus consecuencias van desde pequeñas alteraciones en la función del riñón (en las etapas iniciales) hasta la pérdida total de sus funciones (depurativa, hormonal y metabólica). En estos casos es necesario realizar o bien un tratamiento crónico de depuración de los desechos del metabolismo (diálisis) o bien un trasplante renal. La HTA causa más de veinticinco mil nuevos casos anuales de insuficiencia renal en Estados Unidos.

- **Retina.** Produce hemorragias e inflamaciones con o sin edema y afectación del nervio óptico (papiledema). Cuando evoluciona, produce una pérdida progresiva de la visión.

Si tengo la presión arterial alta, ¿qué síntomas presentaré?

¡Ninguno! por desgracia, la elevación crónica de la PA no suele producir ningún síntoma hasta que ha afectado a algún órgano (etapa tardía o de años de evolución de la HTA), y entonces comienzan a manifestarse los síntomas de la disfunción de dicho órgano (pérdidas de visión, dolor de piernas y ausencia de pulsos, dificultad para respirar, o anginas de pecho). De ahí la importancia de llevar unos hábitos saludables y mantener un peso corporal adecuado, así como de acudir a su médico para efectuar revisiones periódicas de su presión sanguínea.

¿Qué es la hipertensión de bata blanca?

Este curioso fenómeno se conoce desde finales del siglo XIX, cuando lo describió el doctor Riva-Rocci. Se denomina «hipertensión de bata blanca» al aumento transitorio de la presión arterial en algunas personas que tienden al estrés o la ansiedad cuando se la mide el médico o personal sanitario, y cuyos valores de presión arterial cotidianos son normales.

Es importante conocer este fenómeno, ya que podemos diagnosticar por error a un paciente como hipertenso sin que lo sea en realidad, con las consecuencias negativas que ello supone para la salud del paciente y los posibles efectos secundarios de los fármacos para dicho tratamiento.

¿Cómo podemos saber si el paciente presenta realmente hipertensión? Mediante un sistema de monitorización de su presión sanguínea durante veinticuatro horas, y en las condiciones de vida real del paciente: el MAPA (o monitorización ambulatoria de la presión arterial). Con él podremos diagnosticar si existe una auténtica hipertensión, o descartar que el paciente tenga tendencia a la hipertensión y no se la hayan diagnosticado todavía.

¡Ni todos los obesos son hipertensos ni todos los delgados son normotensos!

Curiosamente, cuatro de cada diez personas delgadas pueden padecer hipertensión o cualesquiera otras características del Sd-Met (véase el capítulo anterior). ¿Por qué ocurre esto?

Más de nueve de cada diez casos de HTA se deben a la llamada HTA esencial, cuyo mecanismo fisiopatológico principal es la resistencia a la insulina. Hace más de quince años, el doctor Reaven descubrió que la mayoría de los pacientes que tenían una presión arterial elevada, ya fueran delgados u obesos, mejoraban o se estabilizaban si reducían la ingesta de hidratos de carbono... ¡sin necesidad de medicarse!

La explicación fisiológica es que una dieta rica en hidratos de carbono produce altas concentraciones de insulina en sangre, y esta tiene tres efectos que contribuyen a aumentar y mantener elevada la tensión arterial:

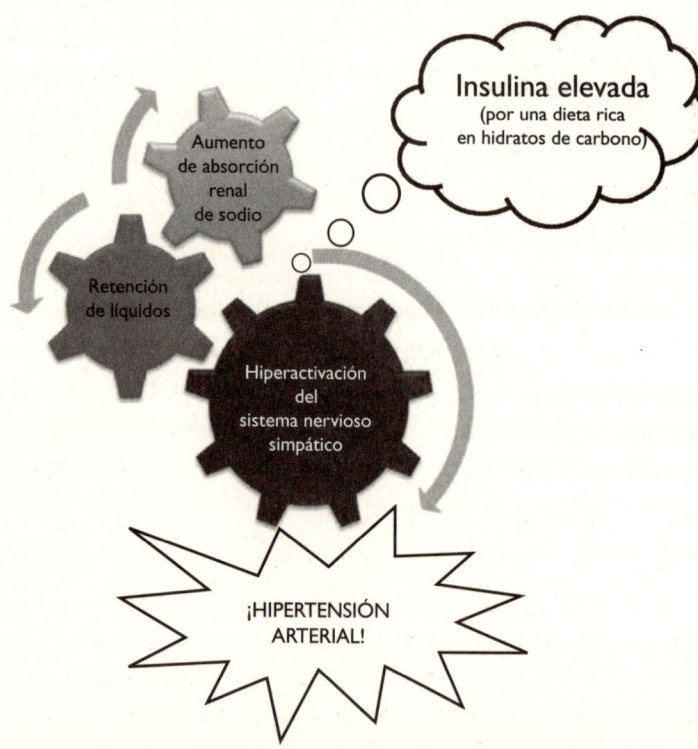

Los tres mecanismos por los que el exceso de insulina produce hipertensión arterial.

1.º La insulina aumenta la reabsorción de sodio (sal) en el riñón, que pasa a la sangre y sube la presión arterial.

2.º Como se elimina menos sal (sodio) del organismo, el cuerpo tiene que reabsorber más agua en el riñón (retención de líquidos) para diluir este exceso de sodio, lo que aumenta la PA.

3.º Por último, la insulina tiene un potente efecto activador del sistema nervioso simpático, que es el que nos hace estar alerta (huir, luchar o sentir el estrés), lo que conlleva una subida sostenida de la presión arterial.

La subida de PA se basa en los principios físicos básicos de la mecánica de fluidos, de modo que cualquier agente que la aumente lo hará de alguna de estas dos maneras (o de ambas):

• Aumentando la cantidad de volumen del vaso sanguíneo (véase el segundo dibujo del siguiente esquema).

• Disminuyendo el diámetro del vaso (véase el tercer dibujo del esquema).

Por tanto, la retención de sodio y agua por el riñón (véase el segundo dibujo) produce aumento de la PA porque los vasos sanguíneos transportan más volumen de sangre del que pueden soportar. La activación del sistema nervioso simpático disminuye el diámetro de las arterias (véase el tercer dibujo), por lo que aumenta la PA.

La insulina contribuye a la subida de presión arterial potenciando ambos mecanismos de forma muy efectiva. Todas las estrategias destinadas tanto a reducir y evitar la resistencia a la insulina como a no generar elevaciones de esta mantenidas en el tiempo serán muy importantes para el tratamiento de la HTA.

La grasa corporal también contribuye a aumentar la presión arterial debido a que el tejido adiposo es metabólicamente activo y segrega gran cantidad de factores inflamatorios que contribuyen a la resistencia a la insulina, con los tres efectos que esta

Cantidad de sangre en el vaso	Diámetro del vaso sanguíneo	Presión arterial

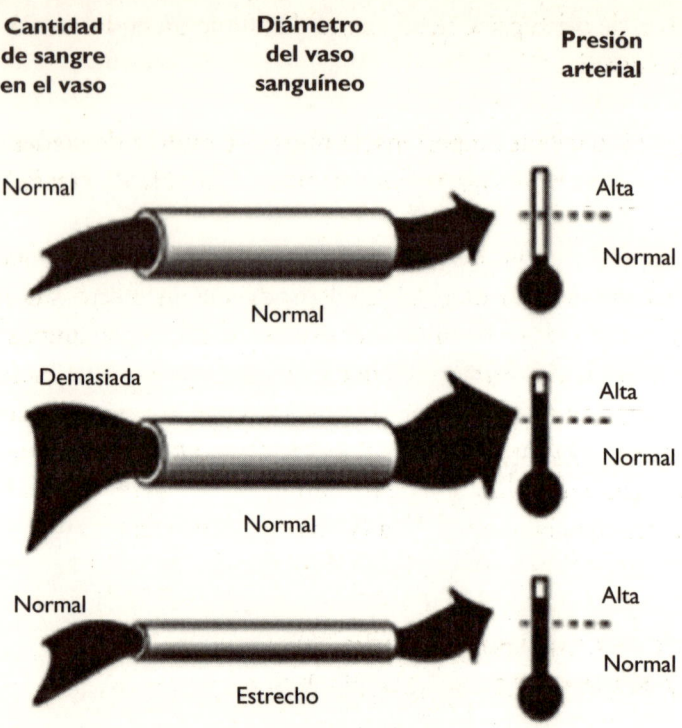

(**Fuente:** <http://kidney.niddknihgov/spanish/pubs/higblood/index.aspx>)

produce sobre la presión arterial. El ejercicio físico diario moviliza y consume los depósitos de grasa, y además crea un ambiente antiinflamatorio que reduce el doble impacto de los factores inflamatorios y de la resistencia a la insulina.

¿Qué papel desempeña la sal en la hipertensión?

Las guías internacionales recomiendan que los pacientes que padezcan presión arterial elevada o prehipertensión eviten consumir más de 5 g de sal al día. El efecto de la reducción en la ingesta de sal supone la siguiente disminución en la presión arterial sistólica:

- En pacientes hipertensos: unos 4-5 mmHg de media.
- En pacientes normotensos: unos 2 mmHg de media.

Aunque no es una reducción muy grande, todos estos pequeños gestos van sumando, y al final producen un efecto sinérgico muy potente. Si reducimos el consumo de sal y no evitamos una tasa elevada de insulina (es decir, si seguimos consumiendo hidratos de carbono), nos perderemos los beneficios derivados de evitar su consumo. Por ello debemos ser conscientes de que el mecanismo más importante que implica el desarrollo de la HTA es la resistencia a la insulina (y sus consecuencias).

LAS TRES CLAVES DEL MÉTODO DUKAN
PARA PREVENIR Y TRATAR LA HTA

A continuación vamos a exponer las ventajas del método Dukan en el tratamiento dietético y nutricional de la HTA, no sin antes aclarar que estas indicaciones no sustituyen al tratamiento de su médico en ningún caso. Le recomendamos que, guiado por él, establezcan un plan de medidas nutricionales y farmacológicas y, siempre bajo su supervisión, se tomen las decisiones razonadas e informadas de reducir o cambiar las medicaciones pertinentes.

1.ª **Su eficacia para perder peso.** Los estudios demuestran que las dietas basadas en un metabolismo glucolítico y en la reducción de la ingesta de calorías (dietas del tipo pirámide nutricional) no solo no producen pérdidas de peso mantenidas en el tiempo sino que hacen que parte del peso que se pierde se vaya en forma de masa muscular. Ambas consecuencias determinan que este tipo de dietas no sean adecuadas para el tratamiento nutricional de la HTA.

Por el contrario, una dieta tipo Dukan permite una reducción rápida y mantenida del peso corporal a expensas de los depósitos grasos, ya que no se basa en «contar calorías», sino en un metabolismo lipolítico, lo que reduce la activación de la insulina y los efectos del tejido adiposo sobre ella.

2.ª **Su capacidad para disminuir la resistencia a la insulina.** Como veíamos en el capítulo anterior, dedicado al Sd-Met, hemos explicado en detalle cómo y por qué el método Dukan es una de las mejores opciones para reducir la resistencia a la insulina. Como esta es la responsable de la gran mayoría de casos de HTA, tiene un efecto muy beneficioso sobre su control.

Por otro lado, el hecho de que el efecto de disminución de la resistencia a la insulina del método Dukan dependa de la pérdida de peso lo convierte en un método muy útil para el tratamiento dietético de los pacientes delgados con HTA.

3.ª **Aumento de la eliminación renal de sodio y agua.** El metabolismo lipolítico conlleva una gran eliminación de agua y sodio en los riñones, con lo que evitamos otro de los mecanismos de aumento de la PA, el de un contenido (el líquido que hay en el vaso sanguíneo) mayor que el continente (el diámetro del vaso).

ALIMENTOS ESPECIALMENTE RECOMENDADOS PARA EL MANEJO
DE LA HTA

Se ha demostrado que una dieta baja en sodio e hidratos de carbono, y rica en potasio y alimentos ricos en calcio, es una de las estrategias más efectivas que existen para reducir la presión arterial. Por tanto, destacamos los siguientes alimentos del plan Dukan:

• **Huevos.** El equipo de los doctores Majumber y Wu, de la Universidad de Alberta (Canadá), ha demostrado que los huevos fritos o hervidos contienen gran cantidad de péptidos bioactivos que, al digerirse, producen potentes inhibidores de la enzima más importante que interviene en la HTA, la ECA (enzima convertidora de angiotensina). El consumo de huevos por los pacientes hipertensos presenta los mismos beneficios que los fármacos antihipertensivos que inhiben la ECA, llamados IECA, pero sin sus efectos secundarios. Además, dos yemas de huevo crudas tienen casi el doble de propiedades antioxidantes que una manzana, y aproximadamente las mismas que 25 g de arándanos. Si se trata de huevos fritos o hervidos, las propiedades antioxidantes se reducen a la mitad, y son algo más elevadas si los huevos se cocinan en un horno microondas pero mantienen un alto poder antioxidante (¡el mismo que una manzana!). Si una vez cocinados los huevos les añadimos pimienta negra molida, perejil, tomillo, romero o cayena, aumentaremos de forma espectacular sus efectos positivos.
• **Leche, queso fresco y yogures con un 0 % de materia grasa.** Son una fuente muy rica de calcio (los yogures más que la leche), por lo que nos ayudan a regular el peso corporal y mantener unas cifras adecuadas de presión arterial.

Unas rodajas de queso fresco y tomate a media mañana nos harán reponer fuerzas, ayudarán a nuestras arterias a mantenerse sanas y harán que lleguemos a la hora del almuerzo con menos sensación de hambre.

- **Cebolla y ajo.** Si consumen o bien de uno a dos dientes de ajo al día o bien media cebolla obtendrán, entre otros muchos beneficios, una disminución significativa de la presión arterial, y una reducción de la resistencia a la insulina (que es la principal responsable de la HTA).

En cuanto a su preparación, las propiedades del ajo y la cebolla se potencian si las consumimos crudas. Podemos disfrutar de todos los beneficios de la cebolla para nuestra salud en cuanto la troceamos y cortamos. Con los ajos no ocurre lo mismo, ya que debemos de esperar cinco minutos para comerlos. Esto se debe a que su componente activo (alicina) empieza a producirse a partir de la aliina (que es su forma inactiva) una vez que se rompen sus paredes celulares (al trocearlo, cortarlo o machacarlo), por lo que toda la reacción tarda unos cinco minutos en completarse.

Si se cocinan, hay que evitar cocerlos o freírlos durante un tiempo prolongado, y deberíamos hacerlo a bajas temperaturas, para reducir al máximo la pérdida de sus propiedades.

Al freírlos es mejor empezar con el aceite frío y retirarlos en cuanto empiece a subir la temperatura.

En la cocción se pueden reducir estas pérdidas aprovechando el agua (que mantiene parte de los fitoquímicos beneficiosos para la salud) para preparar una sopa o consomé con huevos, tomates, setas, carne de buena calidad o pescado.

- **Tomates y lechugas.** Si los tomamos de forma aislada, o en ensaladas con cebolla y ajo, son una fuente importante de potasio y fitoquímicos que contribuyen a mantener una presión arterial adecuada. La gelatina que envuelve las pepitas de los tomates tiene un gran poder para prevenir los infartos cerebrales. ¡No se la deje en el fondo del plato! ¡Cómasela!

EN RESUMEN, DE ESTE CAPÍTULO DEBEMOS HABER
DESAPRENDIDO Y REAPRENDIDO LOS SIGUIENTES CONCEPTOS:

1. La presión arterial elevada es una de las principales causas de muerte y complicaciones en los países desarrollados. Su prevalencia aumenta a medida que lo hacen la edad de la población en los países industrializados (debido a la dieta), la obesidad y el tabaco. Por tanto, si cambiamos nuestros hábitos de vida la reduciremos o evitaremos.
2. ¡No solo la padecen los obesos! Hasta cuatro de cada diez pacientes delgados pueden padecerla.
3. La causa más frecuente de HTA es la resistencia a la insulina, generada y cronificada por la ingesta abundante y crónica de carbohidratos.
4. Como no produce síntomas hasta etapas muy avanzadas, debemos ser conscientes de nuestro estado de salud, y prevenirla en la medida de lo posible. Para ello es conveniente no fumar, no consumir hidratos de carbono, hacer algo de ejercicio físico y pasar controles médicos.
5. La estrategia nutricional más efectiva para prevenir y tratar la hipertensión arterial tanto en personas obesas como en delgadas es adoptar una dieta baja en hidratos de carbono (una dieta tipo Dukan).

6

Infarto agudo de miocardio y cardiopatía isquémica. Cuando el corazón no aguanta más

> *El problema del hombre no está en la bomba atómica, sino en su corazón.*
>
> Albert Einstein

El corazón, la joya de la corona

¿Ha presenciado alguna vez una carrera de Fórmula Uno? De haberlo hecho, seguro que se habrá percatado del mimo y empeño con los que los ingenieros tratan cada uno de los componentes del monoplaza. El motor es una de las piezas vitales en cada carrera, y sin él resulta imposible alcanzar la meta. Si el cuerpo humano fuera un bólido de Fórmula Uno, el corazón sería indudablemente su motor de seiscientos caballos, y usted formaría parte del selecto equipo de ingenieros que deberá velar por asegurar el rendimiento más óptimo y la vida más duradera a un elemento tan imprescindible como este. ¿Por qué maltratar su corazón con un estilo de vida inadecuado y una alimentación por debajo de los niveles óptimos cuando existen mil razones y unas cuantas estrategias para evitar este daño? Para llevar a cabo todas las metas que se proponga, necesitará la ayuda de un corazón sano. Pero, por desgracia, hay demasiada gente que solo se acuerda de santa Bárbara cuando truena.

La misión del músculo cardiaco, al igual que una bomba hidráulica, consiste en impulsar la sangre cargada de oxígeno a todos los rincones de nuestra economía: cerebro, riñones, intestinos, hígado, huesos y piel. El oxígeno (O_2) es el «combustible» imprescindible para sostener desde el punto de vista energético todos los requerimientos que mantienen la actividad funcional de cada sistema o aparato, de cada órgano y, en definitiva, de cada célula de nuestro organismo.

Cuando se habla de cardiopatía isquémica hacemos referencia a un grupo de enfermedades que tienen en común la afectación de las arterias coronarias, que son los vasos sanguíneos que nutren el corazón y lo dotan del oxígeno necesario en cada momento para asegurar su función. Cuando una arteria coronaria sufre un colapso y deja de aportar sangre oxigenada al músculo cardiaco, este comienza a deteriorarse de inmediato, queda contundido y muere si después de unas pocas horas no se ha restablecido el flujo sanguíneo. Nos hallamos ante el llamado infarto agudo de miocardio (IAM), cuyo desenlace final es o bien la muerte del individuo o bien una merma muy significativa de su calidad de vida.

¿QUÉ SÍNTOMAS PUEDE PRESENTAR UN PACIENTE CON ISQUEMIA MIOCÁRDICA AGUDA (IAM)?

Los síntomas varían en función del paciente y de cuán grave e irreversible sea la obstrucción de la arteria coronaria afectada. Suele tratarse de una sensación opresiva en el centro del tórax, que mucha gente describe «como si tuviera una losa encima». Esta puede irradiarse a hombros, brazos, cuello y mandíbula, y va acompañada de asfixia o fatiga, sudoración profusa, piel pálida, náuseas y vómitos, que generan en el individuo una sensación angustiosa de muerte inminente. Si un paciente sufre el equivalente de las características que acabamos de describir, el episodio es de corta duración y se produce una recuperación completa, decimos que presenta una angina o ángor. Si dejamos que esta evolucione de manera natural estamos en la antesala del infarto.

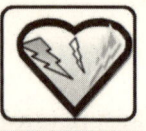

Cardiopatía isquémica

- Afectación crónica de las arterias del corazón
- No da síntomas hasta que se descompensa (estrés, esfuerzos, obstruccion, etc.)

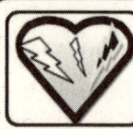

Angina de pecho

- Obstrucción y desobstrucción aguda de una arteria coronaria
- No produce necrosis cardiaca

Infarto agudo de miocardio

- Obstrucción aguda de una arteria coronaria sin desobstrucción espontánea
- Produce muerte del músculo cardiaco

Como podemos ver en la figura, la cardiopatía isquémica es una afectación crónica de los vasos sanguíneos del corazón, y la IAM es el cuadro clínico agudo que aparece cuando se descompensa la situación inicial de cardiopatía.

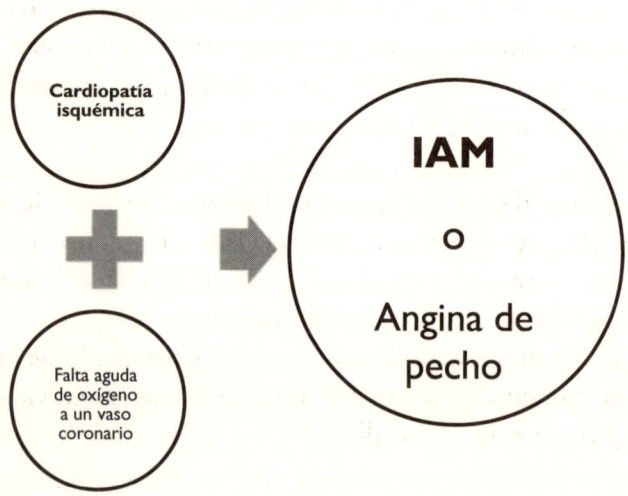

Por tanto:

Evitar la aparición de la cardiopatía isquémica es la prevención más efectiva del IAM y del ángor

Importancia y factores de riesgo de cardiopatía isquémica

La importancia de la cardiopatía isquémica radica en que es la primera causa de mortalidad en el mundo desarrollado. Según la última actualización del Instituto Nacional de Estadística (año 2010), cada año mueren en España más de 35.000 personas por enfermedades isquémicas del corazón. Para que se haga una idea, tan solo en Estados Unidos hay 13 millones de personas que padecen cardiopatía isquémica, más de siete millones han sufrido un infarto de miocardio alguna vez, y más de seis millones sufren los síntomas de la angina de pecho. ¿Quién es el culpable de todo ello? El culpable es nuestro estilo de vida actual; es decir, la mezcla de una vida sedentaria y de unos malos hábitos alimenticios.

Aunque es frecuente oír a los profesionales sanitarios decir que las enfermedades isquémicas coronarias son la consecuencia del aumento de nuestra esperanza de vida, esto no es cierto, por dos razones fundamentales:

1.ª A igualdad de edad, las poblaciones con una alimentación y actividad física adecuadas presentan una incidencia hasta 15 veces menor que aquellas poblaciones sedentarias y con malos hábitos nutricionales.
2.ª La cardiopatía isquémica es una enfermedad que aparece en gente cada vez más joven (de cuarenta a cuarenta y cinco años, de media).

A estas alturas, usted ya se habrá preguntado por qué motivo se colapsan las arterias coronarias. La patogenia (génesis) de la enfermedad que nos ocupa tiene que ver con el concepto de aterosclerosis; es decir, la formación de una placa de ateroma en el lecho vascular. Se trata de un proceso inflamatorio crónico propiciado por la exposición repetida a los llamados factores de riesgo vascular (FRV), que afecta a las arterias de todo el organismo (no solo al corazón). Están causados por el engrosamiento de la pared arterial al acumularse las moléculas de colesterol LDL en las células del sistema mononuclear fagocítico y activarse los mediadores proinflamatorios. Todo esto produce la subsiguiente pérdida de algunas de las características del vaso (la elasticidad y la capacidad de fabricación de sustancias antitrombóticas y fibrinolíticas), que son esenciales para mantener un buen flujo sanguíneo y prevenir la formación de trombos. Cuando una placa de ateroma se complica (esto es, se rompe o se erosiona), comienzan a depositarse plaquetas sobre ellas. Esto condiciona la formación de un trombo, que va a bloquear el interior del vaso sanguíneo de manera parcial o total, e impedir la correcta irrigación y consiguiente oxigenación del órgano afectado.

Entre los factores de riesgo vascular que predisponen a un individuo a sufrir un evento coronario cabe distinguir estos dos grandes grupos:

1.ª Los factores de riesgo no modificables. Como su propio nombre indica, son aquellos en los que nos resulta imposible la intervención directa. Se trata de variables como la edad, el sexo (el riesgo es mayor en los hombres que en las mujeres, al menos hasta la menopausia), las enfermedades vasculares previas y los antecedentes familiares de enfermedades cardiovasculares.

2.ª Los factores de riesgo modificables. En este gran grupo se incluyen todos aquellos factores evitables y que influyen de manera muy directa sobre el riesgo de sufrir un accidente vascular: el tabaco, la presión arterial elevada, la diabetes mellitus, el colesterol elevado, la obesidad en sus diferentes grados y el sedentarismo o inactividad física, entre otros.

Pero ¿cómo influye cada uno de estos factores en la génesis de la placa de ateroma y en la probabilidad de sufrir un infarto de miocardio?

DISLIPEMIA

Entendemos como dislipemia la alteración cuantitativa de lípidos en sangre con respecto a los valores considerados normales. Los grupos de lípidos más conocidos por la población, y quizá los más relevantes desde el punto de vista epidemiológico dada su alta prevalencia, son el colesterol y los triglicéridos.

Hablamos de hipercolesterolemia cuando aumenta el nivel en sangre de la fracción de lipoproteínas de baja densidad del colesterol o LDLc *(low density lipoproteins)*, lo que solemos conocer como «el colesterol malo». La prevalencia de la hipercolesterolemia en España es muy elevada, pues casi un 25 % de la población presenta un colesterol total por encima de 250 mg/dL. (Los niveles deseables recomendados de colesterol total deben ser inferiores a 190 mg/dL.)

Está ampliamente demostrada la asociación directa y causal entre la formación de la placa de ateroma y el aumento del c-LDLc en sangre. Las familias que padecen hipercolesterolemias genéticas presentan una prevalencia muy aumentada de enfermedad coronaria, que suele manifestarse de manera muy precoz. Por otro lado, poblaciones con las tasas más elevadas de colesterol malo en sangre tienen prevalencias más altas de enfermedades coronarias y mortalidad de etiología vascular. Asimismo es bien sabido que la reducción de los niveles de LDLc disminuye el riesgo de enfermedad coronaria y de mortalidad de origen vascular. ¡Pero esto no es todo! Los descensos importantes del LDLc favorecen incluso la resolución parcial de lesiones previas, hecho que puede demostrarse mediante ciertas técnicas de imagen vascular como la resonancia magnética coronaria y la arteriografía coronaria.

De unos años a esta parte ha aumentado el interés por la lipoproteína de alta densidad o HDLc *(high density lipoprotein)*, que se considera determinante para calcular el riesgo vascular y forma parte de los criterios diagnósticos del síndrome metabólico (véase el capítulo 4). Sabemos que unos niveles reducidos de HDLc favorecen que el colesterol se deposite en las arterias, mientras que unos niveles altos resultan beneficiosos para «limpiarlas» de colesterol. Por todo ello se ha bautizado a esta molécula como «el colesterol bueno».

Ha habido cierta controversia histórica en cuanto a la importancia de los triacilglicéridos (TAG) como factor de riesgo vascular. Hoy en día, tener unos TAG elevados en sangre se considera uno de los criterios diagnósticos del síndrome metabólico. Está fuera de discusión que es un factor de riesgo que predispone a padecer enfermedades vasculares. Al igual que ocurría con el LDLc, se relaciona con la patogenia de la placa de ateroma.

OBESIDAD

El sobrepeso y la obesidad son, en la actualidad, una epidemia mundial. Se calcula que existen más de mil millones de personas con sobrepeso en todo el mundo, y más de trescientos millones de obesos. Los datos de obesidad infantil resultan un verdadero drama, pues más de un tercio de los niños en las sociedades desarrolladas presentan un peso mayor que el recomendado para su edad, o son obesos.

La grasa visceral es un órgano endocrino activo desde el punto de vista metabólico que es capaz de segregar sustancias que participan en la homeostasis cardiovascular. El tejido adiposo se asocia a un aumento de la resistencia a la insulina, de la secreción de ácidos grasos libres, del aumento de las cifras de presión arterial y de la disregulación lipídica.

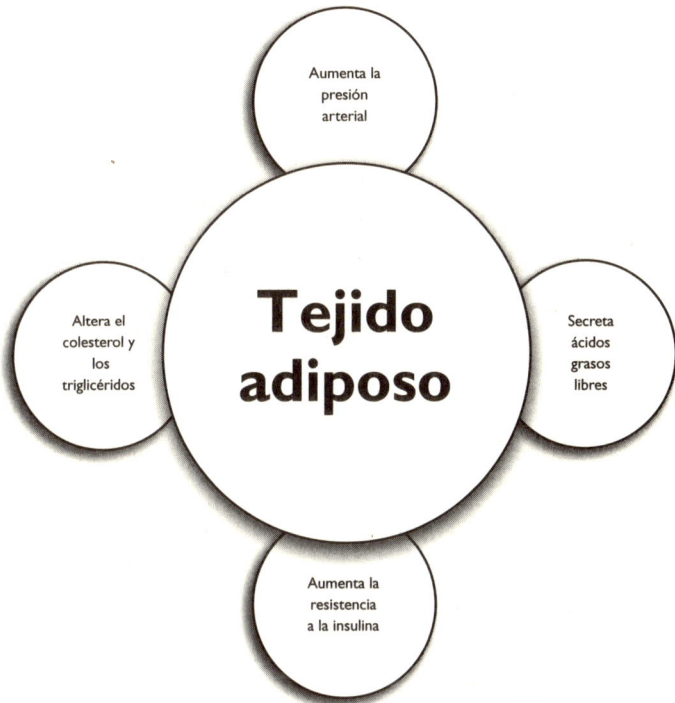

La obesidad se relaciona con un aumento de la mortalidad total y cardiovascular, ya sea modificando los factores de riesgo vascular clásicos o afectando a otros órganos y sistemas que de manera secundaria participan en el incremento del riesgo vascular, como la apnea obstructiva del sueño, el síndrome de hipoventila-

ción-obesidad, la dificultad respiratoria, el dolor lumbar, la os-
teoartritis en las rodillas, la disfunción del sistema nervioso autó-
nomo, o la disregulación de las cascadas proinflamatorias.

Índice de masa corporal (IMC)	
Bajo peso	< 18,5
Peso normal	18,5 - 24,9
Sobrepeso	25 - 29,9
Obesidad grado I	30 - 34,9
Obesidad grado II	35 - 39,9
Obesidad grado III (mórbida)	40 - 49,9
Obesidad grado IV (extrema)	> 50

El sobrepeso y la obesidad se han clasificado casi siempre en
función del índice de masa corporal (IMC). Los estudios más
recientes sugieren una medida alternativa que quizá relacione
mejor la obesidad con el riesgo vascular: el perímetro abdomi-
nal o perímetro de la cintura (PC). Existe una relación directa
entre el IMC y la incidencia de cardiopatía isquémica, pero la
asociación entre el IMC y el pronóstico es más compleja en los
pacientes con una cardiopatía isquémica establecida. Es lo que se
conoce como «la paradoja de la obesidad», que ha sido estudia-
da en numerosas ocasiones. Una revisión sistemática publicada
en *Lancet* por el equipo del Departamento de Enfermedades
Cardiovasculares de la Clínica Mayo revisó cuarenta estudios
sobre la asociación existente entre el peso corporal y la mortalidad total y los eventos coronarios en pacientes con una enfermedad coronaria diagnosticada llegó a la conclusión de que el
IMC podría no discriminar bien entre masa grasa y masa magra
(tejido muscular), ya que los pacientes con sobrepeso y grados
leves de obesidad podrían presentar una masa muscular preser-
vada, con lo que se sobrestimaba la proporción de masa grasa.

Así pues, ¿ha dejado de ser importante el valor del IMC? ¡No! Como ya hemos afirmado, existe una relación directa entre el IMC y la incidencia de cardiopatía isquémica. Sin embargo, la medición del perímetro de la cintura es un buen complemento —y así lo recomienda la OMS— como indicador adicional de los factores de riesgo metabólicos para cada categoría de IMC.

Perímetro de la cintura (PC)		
Nivel de actuación 1*	Varones	≥ 94 cm
	Mujeres	≥ 80 cm
Nivel de actuación 2**	Varones	≥ 102 cm
	Mujeres	≥ 88 cm

* El nivel de actuación 1, según la OMS, representa el umbral a partir del cual no se debe ganar más peso.

** El nivel de actuación 2 supone el umbral a partir del cual se debe recomendar una reducción del peso corporal. (Este nivel incluye los criterios diagnósticos del síndrome metabólico.)

La pérdida de peso en pacientes obesos puede mejorar e incluso prevenir muchos de los factores de riesgo vascular relacionados con la obesidad. Entre ellos tenemos la mejoría de las cifras de presión arterial, la disminución de los niveles plasmáticos de LDLc y TAG, el incremento del HDLc, la menor resistencia a la insulina, o la mejoría de la capacidad ventilatoria y del rendimiento físico.

DIABETES MELLITUS

Aunque el capítulo 7 se centra en esta enfermedad, la comentaremos brevemente en este apartado.

La diabetes mellitus es una enfermedad que se asocia sobre todo con la probabilidad de sufrir una cardiopatía isquémica.

Se define como la determinación en ayunas de niveles de glucosa en sangre ≥ 126 mg/dL, o bien el hallazgo casual de niveles de glucemia ≥ 200 mg/dL en compañía de los síntomas cardinales de la enfermedad (polifagia, poliuria, polidipsia y pérdida de peso) o bien dicha cifra motivada tras una prueba de tolerancia oral. Un concepto que cada vez adquiere más importancia por su significación patológica es el de intolerancia a los hidratos de carbono o glucemia basal alterada en ayunas. Consideraremos como tal unos valores de glucosa en sangre ≥ 100 mg/dL sin otros criterios de diabetes. Algunos estudios han advertido ya sobre el aumento del riesgo vascular al cumplirse dicha condición, e incluso con la afectación precoz de órganos diana.

El riesgo de que un diabético sufra un accidente vascular oscila entre dos y cuatro veces el que tiene un sujeto sano. Según las últimas pruebas científicas, hay que considerar la diabetes mellitus como una situación de alto riesgo cardiovascular, y elevarla a riesgo muy alto si se asocia a una enfermedad cardiovascular diagnosticada, una resistencia a la insulina, un síndrome metabólico, una insuficiencia renal, o una concomitancia con múltiples factores de riesgo vascular asociados como la dislipemia, la hipertensión arterial y el tabaquismo.

El riesgo vascular en los diabéticos puede llegar a ser similar al de los pacientes que no padecen esta enfermedad pero que ya hayan sufrido un accidente coronario previo. Este incremento tan significativo del riesgo se debe a que la hiperglucemia favorece el daño endotelial y precipita el proceso ateroesclerótico. Todo ello, sin mencionar los efectos de la resistencia insulínica que hemos mencionado al hablar del síndrome metabólico (véase el capítulo 4).

Las placas de ateroma presentan una distribución más generalizada y más agresiva en el paciente diabético. Su desarrollo es más precoz en el tiempo, y su evolución, mucho más rápida. Además aumenta la frecuencia de formación de placas inestables, cuya rotura es más fácil. Otro factor que debemos tener en cuenta es la expresividad clínica menos acentuada de los eventos isquémicos en el paciente con diabetes mellitus, que en ocasiones pueden pasar desapercibidos y producir consecuencias fatales a corto y medio plazo.

¡Si es usted diabético, extreme su prevención cardiovascular!

¡Su riesgo cardiovascular es mayor que en no diabéticos!

¡Los infartos pueden dar menos síntomas que en personas no diabéticas, lo que puede tener graves consecuencias!

Aproximadamente del 70 al 80 % de las causas de muerte en los pacientes diabéticos se pueden atribuir a complicaciones cardiovasculares secundarias a la arteriosclerosis, y suponen tres de cada cuatro hospitalizaciones por complicaciones de la diabetes mellitus.

El férreo control de la glucemia mediante un estilo de vida adecuado, los antidiabéticos orales y la insulina, repercute de manera positiva a la hora de evitar el avance de la enfermedad vascular y el deterioro progresivo no solo del corazón y de las arterias coronarias sino también el de otros órganos diana, cuya disfunción, a su vez, puede propiciar la aparición de cardiopatía isquémica.

Ya la hemos visto en el capítulo 5, pero volvemos a hablar de ella.

A pesar de que infravaloramos la prevalencia de la hipertensión arterial en nuestro medio, se cree que aproximadamente un 45 % de la población española es hipertensa —con presión arterial mayor de 140/90 mmHg— o bien es normotensa en tratamientos antihipertensivos. La prevalencia en personas mayores de sesenta años aumenta hasta el 70 %, de las que tan solo el 10 % tiene una presión arterial bien controlada.

La presión arterial elevada y mantenida en el tiempo condiciona cambios morfológicos y funcionales del corazón, de tal manera que su estructura normal se deteriora, y se pierde su capacidad de bombear sangre, en términos cualitativos y cuantitativos. Además, la hipertensión arterial favorece la ateroesclerosis mediante mecanismos que apenas conocemos. Se cree que están relacionados con la injuria en el endotelio vascular, el aumento de la permeabilidad del vaso y la desestabilización de la placa de ateroma que, junto con el resto de alteraciones estructurales del músculo cardiaco, determinan el aumento del riesgo de padecer un infarto de miocardio.

El control de la presión arterial previene las alteraciones miocárdicas y minimiza el riesgo de cardiopatía isquémica en pacientes con más factores de riesgo vascular asociados.

TABACO

Si usted fuma, ya puede ir pensando en dejarlo. De todas las sustancias que consume el ser humano, el tabaco es tal vez la más nociva para el organismo, y la que más efectos adversos produce. Estos se manifiestan desde que se consume el primer cigarrillo, pero, como es lógico, guardan una proporción directa entre la cantidad de tabaco fumado y la duración del hábito tabáquico. El tabaco es un FRV que, además, establece sinergias con el resto de los factores de riesgo —la edad, el sexo, la hipertensión arterial, la diabetes mellitus, o la dislipemia—, los potencia de manera espectacular y hace más difícil prevenir los accidentes coronarios.

Los beneficios relacionados con el abandono del hábito tabáquico se manifiestan desde el momento en que el paciente deja de fumar, aunque para recuperarse del daño que provoca el tabaco hace falta pasar un tiempo considerable libre de la exposición a este tóxico. La medida preventiva más efectiva después de haber sufrido un infarto de miocardio es dejar de fumar. Por eso, todos los esfuerzos que realicen tanto usted como su familia, sus amigos e incluso su médico habrán merecido la pena si se consigue dicho fin.

SEDENTARISMO

Una de las lacras de nuestra sociedad es que pasamos demasiado tiempo con el culo pegado al sofá. La ausencia de un ejercicio físico regular puede contribuir al inicio temprano y a la progresión de la enfermedad vascular. Está ampliamente demostrado que todo incremento de la actividad física en una persona sedentaria es beneficioso para su salud. El ejercicio físico habitual reduce las complicaciones derivadas de la ateroesclerosis y la mortalidad total. ¿Alguien dudaba a estas alturas de que el ejercicio físico es saludable?

Efectos beneficiosos del ejercicio físico	
¡El ejercicio produce...!	**¡... lo que supone...!**
Aumento de la absorción de glucosa por los tejidos	Mantener una glucemia normal
Aumento de la actividad de la lipoproteín-lipasa	Mejora del ratio HDLc/LDLc
Aumento de las contracciones del miocardio	Mejora las funciones del corazón
Disminución del ritmo cardiaco en reposo	Disminución de la presión arterial
Disminución de la coagulación de las plaquetas	Disminución de la formación de coágulos sanguíneos

(Modificado de R. Béliveau et al., Tu seguro de salud, Barcelona, RBA, 2009)

A MODO DE RESUMEN

Ya hemos visto que la cardiopatía isquémica y su manifestación más letal, el infarto de miocardio, no son situaciones gratuitas sino que se deben a un conjunto de condiciones clínico-patológicas que hemos llamado factores de riesgo vascular (FRV), de entre los cuales son especialmente relevantes los que más daño provocan y los que pueden modificarse mediante los cambios en la conducta del paciente.

¿Cuáles son las medidas principales que debemos adoptar para prevenir y tratar la cardiopatía isquémica?

1.ª La más útil y, por desgracia, menos utilizada de las medidas es el cambio en el estilo de vida del sujeto: evitar el sedentarismo con actividad física regular, abandonar el tabaco y promover una dieta adecuada.

2.ª A continuación tenemos el arsenal de fármacos de que disponemos, sometidos a revisión por una comunidad médica que suele cuestionar su eficacia real. No debería recurrirse a ellos como la solución a todos los problemas, sino como un medio más del que disponemos, sin dejar de tener en cuenta el cambio de estilo de vida, para que se reduzca el riesgo vascular para cardiopatía isquémica en términos absolutos de mortalidad.

LAS CLAVES DEL MÉTODO DUKAN PARA PREVENIR Y TRATAR LA CARDIOPATÍA ISQUÉMICA

Como ya habrá entendido y observado, los principales factores de riesgo de la cardiopatía isquémica están íntimamente relacionados con el síndrome metabólico o SdMet (véase el capítulo 4), la hipertensión arterial (véase el capítulo 5) y la diabetes (véase el capítulo 7). Por tanto, las claves del método Dukan para prevenirla y tratarla desde el punto de vista nutricional y de cambio de hábitos de vida son las mismas que se han expli-

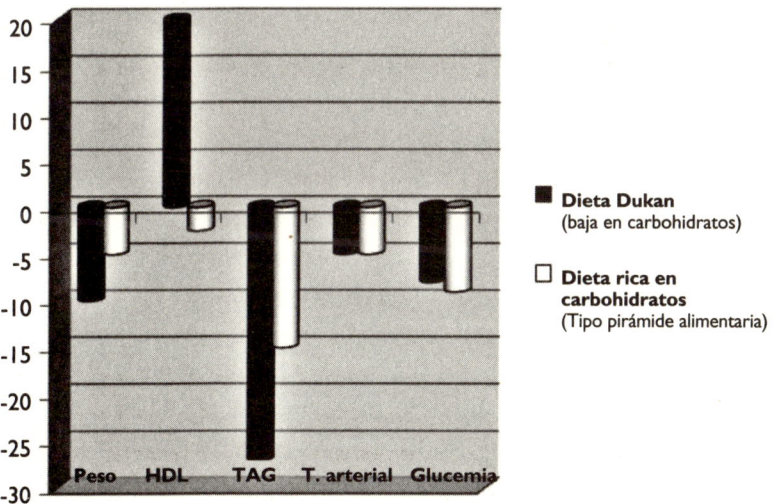

cado en dichos capítulos. Recordémoslas de forma concisa para interiorizarlas y comprenderlas mejor.

1.ª **Al ser una dieta baja en hidratos de carbono, mejora el control glucémico y reduce la resistencia a la insulina.**

2.ª **Mejora las cinco características del síndrome metabólico, de forma muy significativa y en comparación con las dietas ricas en hidratos de carbono,** tal y como podemos ver en la figura de la página anterior.

   Por tanto, tal y como demostró hace años el doctor Reaven, una dieta baja en hidratos de carbono (como la Dukan) es la opción más saludable, sencilla, económica y efectiva para prevenir y controlar el SdMet, tanto a corto como a largo plazo.

3.ª **No solo mejora los marcadores alterados del síndrome metabólico, sino que también previene la afectación de los que no lo están,** gracias a que mejora la resistencia a la insulina, así como a la acción beneficiosa del metabolismo lipolítico (en vez del glicolítico, que es el característico de las dietas ricas en carbohidratos y bajas en grasas).

4.ª **Sus efectos beneficiosos no requieren la pérdida de peso,** lo que supone:
   - **Efectos positivos mantenidos a largo plazo.** No solo se obtienen beneficios durante la fase de pérdida de peso, sino también en la de mantenimiento a largo plazo, así como durante todo el tiempo en que se lleve este tipo de alimentación.
   - **Es el único tratamiento efectivo para el síndrome metabólico en no obesos,** ya que las dietas bajas en grasas y ricas en hidratos de carbono no producen beneficios, sino que conllevan una pérdida de peso.

5.ª **Contribuye a reducir y evitar la hipertensión arterial,** sobre todo debido al aumento de la eliminación renal de sodio y agua que produce.

6.ª **Al prescribir el ejercicio físico diario** contribuye a acentuar los efectos positivos de este sobre el organismo, así como sobre la reducción de los factores de riesgo de la cardiopatía isquémica.

ALIMENTOS ESPECIALMENTE RECOMENDADOS PARA PREVENIR LA CARDIOPATÍA ISQUÉMICA

Cayena o chili. Sus magníficas propiedades para prevenir y controlar la cardiopatía isquémica se deben a una sustancia picante llamada capsaicina. Cuanta más capsaicina tenga la cayena, más picará (y más efectiva será). Los estudios científicos han demostrado que el consumo diario de cayena (una cucharadita de postre) produce los siguientes beneficios:

- Reduce el LDLc y aumenta el HDLc, de forma significativa con respecto a las personas que no la consumen.
- Reduce el riesgo de padecer anginas de pecho e IAM.
- Reduce el riesgo de desarrollar arritmias que supongan amenazas potenciales para la vida (taquicardias y fibrilaciones ventriculares).
- Si se sufre un IAM, los consumidores habituales de cayena tienen menos riesgo de muerte y su daño cardiaco será menor.
- Reduce la formación de coágulos de fibrina en los vasos sanguíneos, y contribuye a disolver los que ya existen.
- Reduce la resistencia a la insulina y la acumulación de grasa en el hígado.
- Aumenta el metabolismo y la combustión de grasas durante el ejercicio. Por tanto, ayuda a adelgazar.

Cómo tomarla. Se recomienda tomarla molida, por la mañana, y mejor si es durante el desayuno, ya que aumenta la sensación de saciedad durante el resto del día y contribuye al tan beneficioso metabolismo lipolítico (véase el capítulo 2). Los productos lácteos y el café reducen la sensación de picor, y no afectan su efectividad. El agua potencia mucho la intensidad del picante, así que si quiere reducir el picor de la cayena, no tome agua, sino leche, yogur, café o queso.

Té verde. Parece que consumir dos tazas diarias de té verde puede ayudar a reducir la mortalidad cardiovascular hasta en un 25 % con respecto a las personas que no lo consumen.

Cómo prepararlo y tomarlo. Caliente agua hasta casi el punto de ebullición (100 °C). Prepare una tetera con tres o cuatro cucharadas de té verde. Vierta el agua y deje infusionar durante diez minutos (es el tiempo necesario y óptimo para que se liberen las catequinas del té a la infusión y podamos bebérnoslas). Tome dos o tres tazas diarias de unos 250-300 ml.

Debemos tomarlo en la primera hora desde la infusión, ya que de otro modo se perderían las beneficiosas catequinas. Además, si distribuimos las tres tazas de té durante el día (desayuno o media mañana, tras la comida, y a media tarde) potenciaremos sus efectos y beneficios, pues por nuestra sangre no dejarán de circular gran cantidad de polifenoles, con sus propiedades beneficiosas.

¡No le añada leche al té, ya que aquella neutraliza los efectos positivos de los polifenoles de este!

Pescados azules ricos en omega-3. Aunque todos los pescados son sanos, debemos destacar la sardina, el atún, la caballa, el salmón y el mújol por su alto contenido en ácidos grasos omega-3 (ácidos eicosapentanoico y docosahexaenoico), que contribuyen a reducir la inflamación crónica y las cifras de LDLc, al tiempo que aumentan las de HDLc. Además, en fechas recientes se ha descubierto que los alimentos ricos en omega-3 producen los siguientes efectos:

- Aumentan la síntesis de cuerpos cetónicos, con los efectos beneficiosos que ya hemos visto (véase el capítulo 2).
- Reducen la concentración de glucosa en sangre.

Coles y brócoli. Producen un aumento importante de HDLc, así como una reducción significativa de LDLc.

Huevos. Como ya comentamos en el capítulo dedicado a la hipertensión arterial, los huevos son unos potentes inhibidores de la principal enzima que interviene en ella. Por este motivo, el consumo de huevos por pacientes hipertensos, con cardiopatía isquémica o riesgo de padecerla produce los mismos beneficios que los fármacos antihipertensivos (IECA), pero sin sus efectos secundarios. Si una vez cocinados los huevos les añadimos cayena, aumentaremos de forma espectacular los efectos positivos de estos dos alimentos.

Nueces. El consumo diario de unos 40 g de nueces (con cáscara) puede reducir hasta en un 30 % el riesgo de padecer cardiopatía isquémica.

Leche, queso fresco y yogures con un 0 % de materia grasa. Son una fuente muy rica de calcio (los yogures más que la leche), por lo que nos ayudan a regular el peso corporal y mantener la presión arterial en índices adecuados.

Cebolla y ajo. Si consume uno o dos dientes de ajo al día, o media cebolla, obtendrá, entre otros, los siguientes beneficios:
- Una disminución significativa de la presión arterial.

- Una reducción de la resistencia a la insulina (que es el factor responsable de la cardiopatía isquémica y el SdMet).

Tomates y lechugas. Ayudan tanto a regular la hipertensión arterial como a prevenir los coágulos sanguíneos. La gelatina que envuelve las pepitas de los tomates tiene un gran poder anticoagulante. ¡No se la deje en el fondo del plato! ¡Cómasela!

EN RESUMEN, EN ESTE CAPÍTULO HEMOS DESAPRENDIDO Y REAPRENDIDO LOS SIGUIENTES CONCEPTOS:

1. La cardiopatía isquémica es una enfermedad crónica y silente... hasta que se manifiestan sus complicaciones (ángor e IAM). Supone la principal causa de muerte y de complicaciones en los países desarrollados.
2. La prevalencia de la cardiopatía isquémica aumenta con la edad de la población en los países industrializados (debido a la dieta), la obesidad y el tabaco. Por tanto, podemos reducirla o evitarla si cambiamos nuestros hábitos de vida.
3. Si controlamos y evitamos los factores de riesgo modificables (hipertensión arterial, tabaco, dislipemia, obesidad, síndrome metabólico y diabetes tipo 2), reduciremos en un 90 % las probabilidades de sufrir un IAM o una angina de pecho.
4. El tratamiento más efectivo para prevenir y reducir la cardiopatía isquémica es el cambio de los hábitos de vida:

Dieta baja en carbohidratos + ejercicio físico diario = método Dukan.

7

LA DIABETES TIPO 2: CUANDO EL AZÚCAR NOS AMARGA LA VIDA

La salud no lo es todo, pero sin ella... ¡todo lo demás es nada!.

SCHOPENHAUER

¿QUÉ ES LA DIABETES Y QUÉ TIPOS HAY?

La diabetes es una enfermedad que se caracteriza por un aumento crónico del azúcar en la sangre como consecuencia de una alteración en el metabolismo de los hidratos de carbono. Se debe a un déficit de insulina, o bien porque esta no se produce en suficiente cantidad o bien porque no consigue realizar su función, aunque se produzca en cantidades suficientes. De acuerdo con este mecanismo fisiopatológico, la clasificaremos en dos tipos, pero antes vamos a explicar de forma muy sencilla qué es y dónde se produce la insulina, y qué consecuencias tendrá su déficit.

UNA BREVE HISTORIA DE LA INSULINA Y SU RELACIÓN CON LA DIABETES

La insulina es una hormona que se produce en el páncreas, en concreto en las llamadas células beta. Es la principal hormona anabólica del organismo. Esto significa que se encarga de los siguientes procesos:

1. Que una parte de los azúcares que hemos comido con los alimentos se acumulen en el hígado y en los músculos en forma de glucógeno, y que la mayor parte restante se transforme en triglicéridos y se acumule en el tejido adiposo

2. Que los ácidos grasos de la dieta se almacenen como triglicéridos.

3. Que los aminoácidos no salgan del músculo.

Por tanto, si no hay insulina o la que hay no funciona, nada de esto se realizará de forma adecuada. En concreto, habrá una

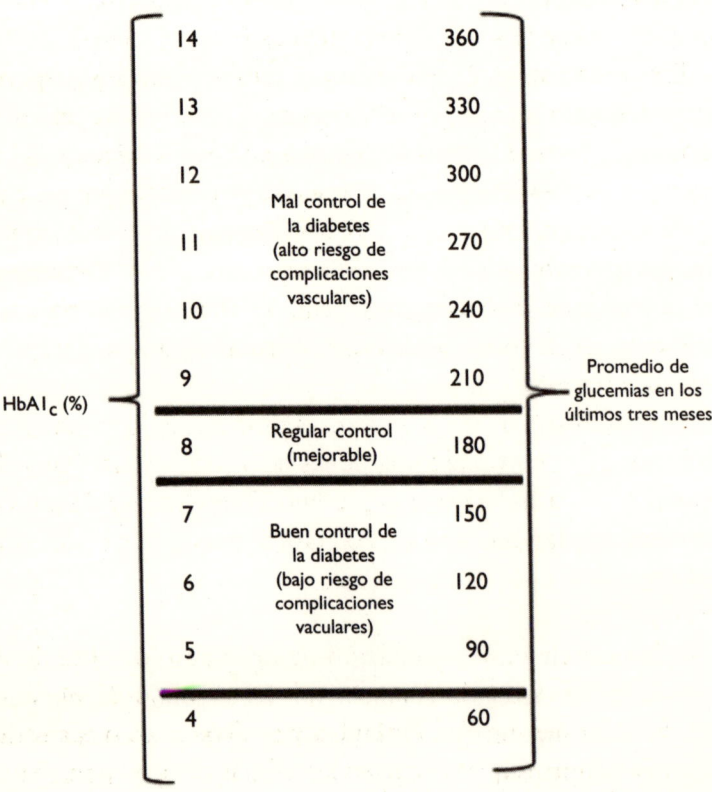

dosis crónicamente elevada de azúcar en la sangre. Como el azúcar es químicamente reactivo, puede unirse a proteínas o grasas, y generar las llamadas proteínas o grasas glicosiladas, que son tóxicas para los tejidos. El producto de glicosilación más conocido es la hemoglobina glicosilada ($HbA1_C$), cuyos niveles sirven a los médicos tanto para saber si un paciente es diabético ($HbA1_C \geq 6,5\%$) como para ver si un paciente diabético está bien controlado (con una $HbA1_C$ baja, menor del 8 %) o mal controlado ($HbA1_C$ elevada, mayor del 8 %).

Existe una correlación perfecta entre la $HbA1_C$ y la glucemia de los últimos tres o cuatro meses porque nos indica el porcentaje de azúcar que ha estado unido a los glóbulos rojos (que es el que transporta la hemoglobina, HbA) durante la vida de estos, que es de unos ciento veinte días (cuatro meses).

Estos productos de glicosilación también son los responsables del mayor porcentaje de arteriosclerosis en los enfermos diabéticos (pues el azúcar se glicosila con las partículas del colesterol malo —LDLc— y favorece que se retengan en las paredes de los vasos sanguíneos) y de los fenómenos de la trombosis y el tromboembolismo (pues al formase productos glicosilados con el colágeno de las arterias, estas se vuelven más rígidas, y eso facilita los fenómenos de hipercoagulabilidad y espesamiento de la sangre).

Para aclararnos un poco, imaginemos que la insulina es una llave (que abre las cerraduras de las células para introducir los alimentos en la despensa), y que las células se relacionan con ella mediante las cerraduras. Por tanto, puede haber dos tipos de diabetes:

- Por déficit en la producción de insulina (por falta de llaves). Es la llamada diabetes tipo 1 o insulino-dependiente. Suele comenzar en la infancia y se debe a los mecanismos autoinmunes que destruyen las células beta del páncreas: el cuerpo cree que las células beta son perjudiciales para él, y se defiende contra ellas destruyéndolas. Como no hay células productoras de insulina, no hay llaves para abrir las cerraduras de la despensa. Es el tipo de diabetes menos frecuente, y afecta a menos de dos casos de cada diez.

Células beta normales

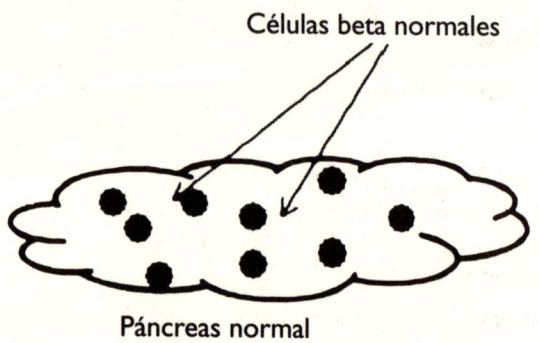

Páncreas normal

Células beta destruidas

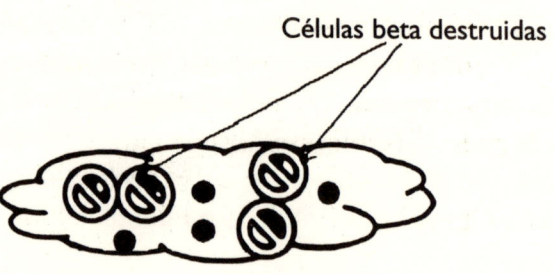

Páncreas en la diabetes tipo I

- Por falta de acción de la insulina (es decir, la llave no abre las cerraduras de la despensa). Es la llamada diabetes tipo 2 o no-insulinodependiente. Suele comenzar en la edad adulta y se debe a una resistencia a la insulina de las células en las que debería actuar e introducir los nutrientes que hemos comido. Por así decir, las cerraduras no reconocen la llave y no se pueden abrir.

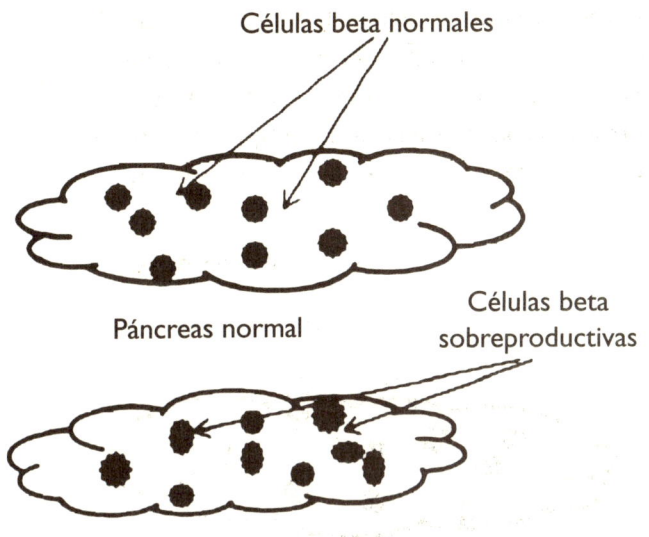

Células beta normales

Páncreas normal

Células beta
sobreproductivas

Páncreas en la diabetes tipo 2

De hecho, como la insulina no consigue llevar a cabo su acción, se produce más cantidad de lo normal (hay muchas llaves, pero no abren la puerta), con lo que se genera un doble efecto:

RESISTENCIA A LA INSULINA + HIPERINSULINEMIA

Esto supone un descontrol total del metabolismo, ya que lo mismo puede producirse una hiperglucemia mantenida durante un largo tiempo (por la resistencia a la insulina) que, de repente, introducirse toda la glucosa en las células, lo que generaría una hipoglucemia brusca y sintomática (por la hiperinsulinemia que consigue vencer la resistencia insulínica).

Entre ocho y nueve de cada diez casos de diabetes pertenecen a este tipo, lo que es lógico, ya que la resistencia a la insulina está en relación con la obesidad, y esta es cada vez más frecuente en nuestra sociedad.

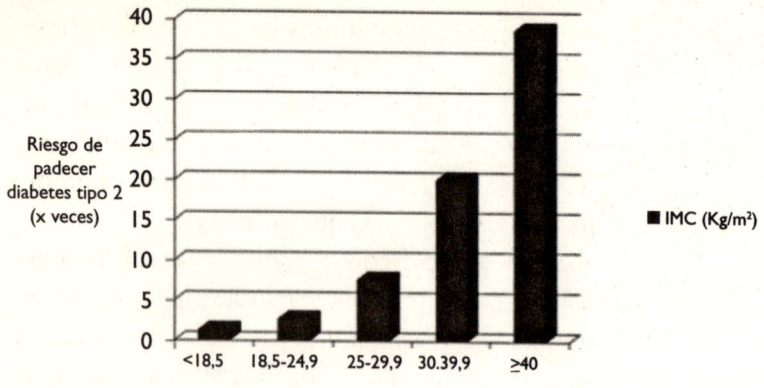

(Adaptado de R. Belibeau, *Tu seguro de salud*, Barcelona, RBA, 2009)

En la gráfica podemos ver que el riesgo de diabetes tipo 2 es entre 20 y 38 veces mayor si se padece obesidad (IMC $\geq$ 30 kg/m^2) que si se tiene un peso normal (IMC < 25 kg/m^2).

Existe un tercer tipo de diabetes, la llamada diabetes gestacional, que padecen el 4 % de las mujeres embarazadas. Aunque no se conoce su causa fundamental, parece que podría estar en relación con la resistencia a la insulina.

(Nota: Dado que la diabetes tipo 2 es la más frecuente, y en la que el tratamiento y la prevención nutricional juegan el papel más importante y seguro, a partir de ahora solo vamos a referirnos a ella. Aunque la diabetes tipo 1 también mejorará con las pautas que vamos a comentar a continuación, se recomienda que los pacientes que la padezcan consulten con su médico y se sometan a un estrecho control antes de ponerlas en práctica.)

¡CADA TREINTA SEGUNDOS SE AMPUTA UNA PIERNA EN EL MUNDO A CONSECUENCIA DE LA DIABETES!

En noviembre de 2005, la prestigiosa revista *Lancet* publicó este titular: era el único contenido de su portada. Con ello intentaban concienciar a los profesionales sanitarios de las terribles consecuencias de la actual epidemia de diabetes tipo 2. Hoy día existen más de 220 millones de diabéticos en todo el mundo. Su prevalencia ha aumentado más de siete veces desde la década de 1980, y se calcula que en el año 2025 habrá más de trescientos millones de diabéticos tipo 2 (¡diez veces más que en 1985!). Tanto la población general como (muchas veces) los mismos profesionales sanitarios tendemos a subestimar las consecuencias de la diabetes sobre la salud. Consideramos que la diabetes no es tan grave como el resto de las enfermedades crónicas (infarto de miocardio, ictus, cáncer o alzhéimer) y que no afectará tanto nuestra calidad de vida. Pero eso no es cierto, ya que no solo causa una amputación de miembros cada medio minuto, sino que, de media, reduce la esperanza de vida de quienes la padecen en... ¡doce años! Además, produce todas las complicaciones que presentamos en la siguiente tabla.

Enfermedades asociadas a la diabetes tipo 2	
Mayor riesgo cardiovascular	Los infartos cardíacos y cerebrales son la principal causa de muerte en el paciente diabético. Su riesgo es mucho mayor que la población no diabética.
Afectación renal	La principal causa de insuficiencia renal en los países de Europa y Norteamérica es la diabetes.
Afectación de la visión	La retinopatía diabética es una de las causas muy frecuentes de ceguera y disminución de la visión en los países desarrollados.
Pie diabético	¡Cada treinta segundos se amputa una extremidad en el mundo! La principal causa es la afectación sanguínea por la diabetes.
Disfunción eréctil	Casi la mitad de los diabéticos presentan problemas de impotencia.
Demencias	Las demencias, tanto las vasculares como el alzhéimer, son mucho más elevadas en los diabéticos.

¿CÓMO PUEDO SABER SI TENGO DIABETES O RIESGO DE PADECERLA?

Como la diabetes tipo 2 no suele mostrar síntomas evidentes en sus fases iniciales, y además puede producir complicaciones irreversibles antes de que hayamos iniciado su tratamiento, debemos ser conscientes de lo importante que es llevar un estilo de vida saludable y someternos a controles médicos si poseemos los factores de riesgo que veremos a continuación.

Según la Asociación Americana de Diabetes (ADA), somos diabéticos si cumplimos alguno de los criterios de la tabla.

Soy diabético si:
Mi glucemia en ayunas es $\geq$ 126 mg/dl.*
Mi HbA1$_c$ es $\geq$ 6,5%.*
* Para que el diagnóstico de diabetes sea fiable es necesario confirmar estos valores con el mismo test, o con el otro, en días distintos.

La diabetes tipo 2 suele ir precedida por la llamada prediabetes, que se caracteriza por un largo periodo asintomático en el que ya existen resistencia a la insulina y ligeras alteraciones en las cifras de glucemia. El diagnóstico en fase de prediabetes es muy importante por las siguientes razones:

- Los cambios en el estilo de vida son muy efectivos. En esta fase, las modificaciones en el estilo de vida de los pacientes pueden evitar el desarrollo de la diabetes, sus complicaciones a largo plazo y la necesidad de tomar medicación.
- Su alta prevalencia. En Estados Unidos se diagnostican dos millones de casos de diabetes tipo 2 cada año, pero se estima que existen ochenta millones de pacientes prediabéticos que no saben que lo son. Al no ser conscientes de

su enfermedad asintomática, no hacen nada por prevenir la diabetes y sus complicaciones.

Soy prediabético si:
Mi glucemia en ayunas oscila entre 100 y 125 mg/dl.*
Mi HbA1$_c$ oscila entre 5,7 y 6,4%.*
* Para establecer el diagnóstico de prediabetes se necesitan, al menos, dos confirmaciones en días diferentes.

Hoy en día no existe consenso sobre cuándo se deben hacer las pruebas de diagnóstico precoz *(screening)* con las que detectar la prediabetes. Por un lado, la ADA recomienda hacérselas a todas las personas mayores de cuarenta y cinco años cada tres años, o antes de los cuarenta y cinco años si se padece algún factor de riesgo (sobrepeso u obesidad, familiares de primer grado diabéticos, HDLc bajo, ovario poliquístico, historia de enfermedad cardiovascular, vida sedentaria, o hipertensión). Por otro lado, la Comisión de Servicios Preventivos de Estados Unidos (U. S. Preventive Services Task Forces, USPSTF) solo recomienda el *screening* en adultos asintomáticos cuya presión arterial sea mayor de 135/80 mmHg.

Como no existe ninguna recomendación unánime, vamos a aplicar el sentido común y los conocimientos que hemos aprendido hasta ahora para intentar establecer un término medio entre el *screening* radical de la ADA y el de la USPSTF, que es mucho más laxo. Sabemos que la diabetes tipo 2 es secundaria a la resistencia a la insulina y que es prácticamente inexistente si no se padecen sobrepeso ni obesidad. Por tanto, estaría muy indicado realizar el *screening* si se padecen obesidad o resistencia a la insulina (medida esta como vimos en el capítulo dedicado al síndrome metabólico; con un ratio TAG/HDLc $\geq 3,5$).

Como es lógico, si la diabetes tipo 2 se debe a una resistencia a
la insulina y está fuertemente asociada a la obesidad, el tratamiento debe ir encaminado a reducir y evitar dicha resistencia,
así como a perder peso. Dado que el mayor estímulo y desencadenante de la resistencia a la insulina son los hidratos de carbono, la clave fundamental del tratamiento nutricional de esta
enfermedad es reducir la ingesta de carbohidratos. ¿Cómo lo
hacemos?

Por lo que hemos aprendido hasta ahora, sabemos que de
todos los tipos de tratamientos nutricionales que existen —dieta baja en carbohidratos (tipo Dukan), dieta rica en hidratos de
carbono (tipo pirámide alimentaria), y dieta rica en carbohidratos de bajo índice glucémico y rica en fibra—, el Dukan es el
que ha demostrado ser el más efectivo para reducir la resistencia a la insulina, así como para mejorar todos los factores de
riesgo cardiovascular y la obesidad. Además, sus efectos son
igual de beneficiosos y efectivos, aunque no se pierda peso.
¡Esto no ocurre con las demás dietas!

Como podemos ver en la siguiente figura, el método Dukan:

1. Es el que produce mayor beneficio cardiovascular y de
   pérdida de peso, ya que reduce de forma significativa los
   parámetros de riesgo cardiovascular, en comparación
   con las dietas de bajo IG/CG y las ricas en fibra.
2. Es la única que reduce de forma significativa la hemoglobina glicosilada que es un parámetro fundamental
   para controlar la diabetes y evitar las complicaciones derivadas de ella), así como los triglicéridos. Además, eleva
   de forma considerable el colesterol bueno —HDLc y facilita la mayor pérdida de peso en forma de grasa.

Efectos de tres tipos de dieta sobre los parámetros de riesgo cardiovascular y la pérdida de peso

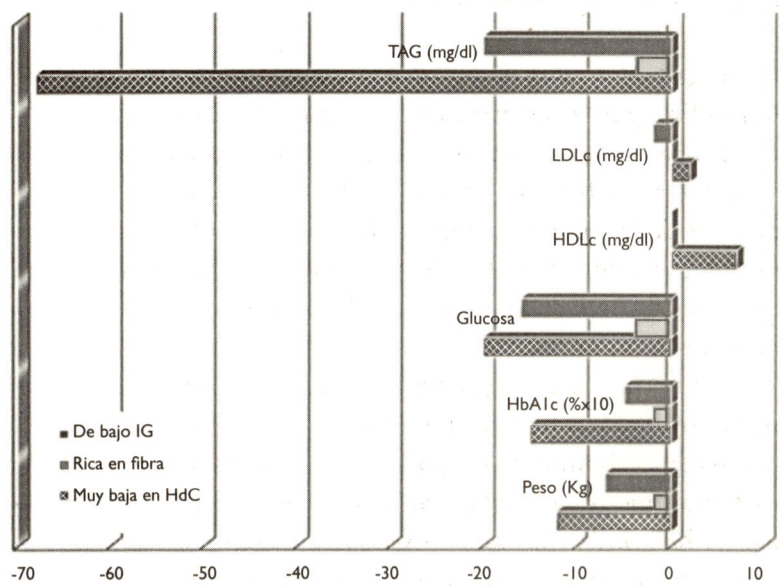

Comparación entre dieta muy baja en hidratos de carbono (HdC), otra rica en fibra y una de bajo índice glucémico
(Modificado y adaptado de A. H Hite et al., DOI 10.1016 / j.nut. 2010; 08,2012)

Así pues, debemos recordar las palabras del profesor Gerald Reaven, doctor en medicina, jefe del Departamento de Endocrinología, Metabolismo y Gerontología de la Universidad de Stanford y descubridor de la resistencia a la insulina y del síndrome metabólico:

Una dieta baja en hidratos de carbono (como la Dukan) es la opción más saludable, sencilla, económica y efectiva para tratar y prevenir la diabetes tipo 2.

¿CÓMO PUEDO SABER A LARGO PLAZO SI HE REDUCIDO LO SUFICIENTE LOS CARBOHIDRATOS?

Cuando llevamos meses con la dieta y hemos llegado a un peso saludable, la pérdida de peso se ralentiza o es mínima. Además, la glucemia estará en valores normales cada vez que la midamos con nuestro glucómetro. Pero ¿indica todo esto que nuestra diabetes está perfectamente controlada?

¡No lo está!

Como ya dijimos al principio del capítulo, la insulina tiene, entre otras, la función de sintetizar grasa en forma de triglicéridos; es decir, si los valores de insulina son elevados o persiste cierta resistencia a esta, la síntesis de triglicéridos aumentará. Por tanto, el parámetro fundamental para saber si hemos conseguido evitar la resistencia a la insulina será mantener bajo nuestro nivel de triglicéridos.

¿AFECTARÁ MI FUNCIÓN RENAL UNA DIETA BAJA EN CARBOHIDRATOS?

Desde hace años, muchos estudios han demostrado que este tipo de dietas no afectan la función renal, ni hacen que esta se deteriore. De entre toda la evidencia científica al respecto, podemos destacar los trabajos que realizó el equipo del doctor Friedman en Indianápolis, así como el del doctor Brinkworth en Australia. De forma independiente, ambos grupos de investigadores realizaron ensayos clínicos (¡el tipo de estudio científico más serio y útil que existe en medicina!) de larga duración, con más de trescientos pacientes, con el fin de descubrir si una dieta tipo Dukan podría producir alteraciones y deterioro de la función renal, o bien es segura para los pacientes y no produce enfermedades renales. Ambos estudios llegaron a la conclusión de que las dietas bajas en hidratos de carbono y ricas en proteínas (tipo Dukan) no producen alteraciones en la función renal, ni a corto ni a largo plazo, ya que los valores de creatinina, el filtrado glomerular y la excreción de albúmina en orina no aumentan, ni afectan a los pacientes que las siguen.

En 2011, el equipo del doctor Poplawski, de la Facultad de Medicina del Hospital Monte Sinaí de Nueva York, publicó un estudio muy interesante y esperanzador para el tratamiento de las complicaciones renales de la diabetes, en el que trataban de demostrar si una dieta baja en hidratos de carbono (como en las fases 1 y 2 de la dieta Dukan) sería útil para revertir la insuficiencia renal en pacientes diabéticos. Para ello utilizaron ratones diabéticos (tipos 1 y 2) en los que desarrollaron insuficiencia renal (secundaria a su diabetes). A continuación los dividieron en dos grupos. El primero estaba formado por ratones con insuficiencia renal secundaria a la diabetes y alimentados con una dieta tipo Dukan. El segundo lo componían ratones diabéticos con insuficiencia renal que recibían una dieta normal. Al final del estudio, los investigadores sacrificaron los ratones y realizaron análisis histológicos de sus riñones, además de someterlos a un estudio genético. Los autores llegaron a las siguientes conclusiones:

1. Los ratones sometidos a la dieta tipo Dukan mejoraban de la insuficiencia renal, e incluso volvían a tener unos riñones cuyos valores eran normales en los análisis.
2. Cuando aparece la insuficiencia renal, los genes que se expresan en el organismo son los mismos que aparecen en el estrés oxidativo (es decir, en el envejecimiento). Como la fisiología de las dietas cetogénicas reduce la activación de estos genes, parece ser que esta es la explicación de estos hallazgos.
3. En un futuro, la nefropatía diabética podría tratarse, prevenirse y corregirse recurriendo a simples medidas

dietéticas, como una dieta baja en hidratos de carbono, que es lo que recomienda el método Dukan.

LAS OCHO CLAVES DEL MÉTODO DUKAN PARA PREVENIR Y TRATAR LA DIABETES TIPO 2

A continuación vamos a exponer las ventajas del método Dukan en el tratamiento dietético y nutricional de la diabetes tipo 2, pero estas indicaciones no sustituyen el tratamiento de su médico en ningún caso. Le recomendamos que, guiado por él, establezca un plan de medidas nutricionales y farmacológicas y, siempre bajo su supervisión, tome decisiones razonadas e informadas tales como reducir o cambiar medicaciones.

1. **Reduce las fluctuaciones de insulina** y mejora el perfil glucémico. El método Dukan ayuda a reducir los «picos y valles» de glucemia, tanto después de las comidas como durante el ayuno interdigestivo. Sabemos que en la diabetes tipo 2 hay insulina («llaves»), pero no actúa bien en los tejidos («no abre las cerraduras») al mejorar la sensibilidad a la insulina. A igualdad de concentración de esta, mejor actuará, y obtendremos efectos más beneficiosos para el metabolismo. Estas dos acciones, que son el objetivo principal que se intenta conseguir con cualquier terapia nutricional, resultan más fáciles de obtener con el método Dukan.

2. **Reducción de las cifras de HbA1$_C$.** El indicador más fiable para predecir las complicaciones microvasculares (retinopatía diabética, isquemias de vasos distales, y amputaciones menores) y, en menor medida, las macrovasculares (infartos, necrosis de extremidades con amputación, y demencias) en pacientes diabéticos es la HbA1$_C$. Las dietas bajas en carbohidratos como la Dukan son las que más

mejoran este parámetro y lo mantienen en niveles normales (HbA1$_C$ en torno a 6-7 %).

3. **Es el método más efectivo para reducir los TAG, aumentar el HDLc y reducir la resistencia a la insulina.** En la actualidad, no existe ninguna medida dietética, ni tratamiento farmacológico que mejore estos dos parámetros de forma tan espectacular. Al actuar sobre ellos, mejora el ratio TAG/HDLc, y reduce la resistencia a la insulina, que es el factor desencadenante de la diabetes tipo 2.

4. **A diferencia de los tratamientos farmacológicos, ¡no produce efectos secundarios!** El tratamiento farmacológico más potente que existe para la diabetes es la insulina, cuyos efectos secundarios más frecuentes son la ganancia de peso (ya que la insulina no solo introduce el azúcar en los músculos, sino que también aumenta la producción de la grasa corporal en forma de triglicéridos) y las hipoglucemias, que se recomienda tratar tomando algo azucarado, con lo que se vuelven a subir los niveles de azúcar hasta niveles no deseables. Tal y como han demostrado numerosos estudios, con una dieta tipo Dukan no se produce ninguno de estos dos efectos, debido a que el cuerpo está en un metabolismo lipolítico (por lo que no deja de quemar grasa) y la hormona contraria a la insulina (glucagón) se encarga de mantener la glucemia de forma muy precisa.

5. **Permite reducir e incluso retirar la medicación antidiabética.** Los estudios demuestran que más de siete de cada diez enfermos que se medican para la diabetes tipo 2 y se someten a este tipo de dieta baja en hidratos de carbono, o bien reducen o bien suspenden su tratamiento farmacológico de forma definitiva, ya que el mero hecho de observar la dieta les proporciona un control glucémico correcto. Por el contrario, los pacientes que siguen una dieta rica en carbohidratos pueden tener que aumentar las dosis de medicación.

6. **Sus efectos beneficiosos no requieren la pérdida de peso.** El método Dukan se diferencia de las dietas ricas en hidratos de carbono en que produce y mantiene sus efectos positivos sobre los parámetros de riesgo de complicaciones en los pacientes diabéticos, aunque no pierdan peso.
7. **Todos estos efectos son mucho más potentes en los pacientes con prediabetes.** El método Dukan es ideal para este tipo de paciente porque produce todos los beneficios que ya hemos indicado. Al no estar tomando medicación, estos pacientes pueden prevenir e incluso «curar» su situación de «pre-enfermos», con lo que evitan los posibles efectos secundarios.
8. **Actividad física prescrita con receta (AFPR).** Un estudio realizado con personas prediabéticas durante tres años demostró que los que hacían 150 minutos a la semana de ejercicio regular (basta con caminar de veinte a treinta minutos) mejoraban su glucemia en ayunas más que los que tomaban el famoso fármaco para el tratamiento de la diabetes (la metformina) y no hacían ejercicio. ¡No es casualidad que caminar de veinte a treinta minutos al día sea uno de los pilares fundamentales del método Dukan, y se prescriba!

ALIMENTOS ESPECIALMENTE RECOMENDADOS
PARA EL MANEJO DE LA DIABETES TIPO 2

Alimentos ricos en omega-3. Son los que reducen en mayor medida la resistencia a la insulina y la concentración de glucosa en sangre. Entre los alimentos ricos en estos ácidos grasos tenemos los siguientes:

- **De origen animal** (de mayor a menor cantidad): pescados azules (sardina, salmón, bacalao y mújol), mariscos (langostas, cangrejos y camarones), la yema de huevo y el conejo.

- **De origen vegetal** (aunque tienen mucha menos cantidad que los de origen animal, de mayor a menor): lechuga, semillas de soja, espinacas, pepino y coles de Bruselas.

Cebolla y ajo. Mejoran la glucemia y la resistencia a la insulina. Tal y como hemos comentado en capítulos anteriores, debemos recordar que disfrutaremos de todas sus propiedades si los consumimos crudos. La cebolla proporciona más beneficios para nuestra salud si la troceamos y cortamos. Por el contrario, debemos esperar cinco minutos desde que troceamos el ajo hasta que nos lo comemos. Esto se debe a que su componente activo (alicina) empieza a producirse a partir de la aliina (que es su forma inactiva) una vez que se rompen sus paredes celulares (es decir, al trocearlo, cortarlo o machacarlo), y esta reacción tarda unos cinco minutos en completarse. Si se opta por cocinarlos, hay que evitar cocerlos o freírlos durante un tiempo prolongado, y además deberíamos hacerlo a bajas temperaturas, para reducir al máximo la pérdida de sus propiedades.

Si los freímos es mejor que empecemos con el aceite frío y los retiremos en cuanto empiece a coger temperatura.

En la cocción, podemos reducir estas pérdidas si aprovechamos el agua (que mantiene parte de los fitoquímicos beneficiosos para la salud) para hacer una sopa o un consomé con huevos, tomates, setas, carne de buena calidad o pescado.

Canela. Curiosamente, esta especia de sabor dulce es una de las sustancias más potentes tanto para prevenir la aparición de la diabetes tipo 2 como para controlarla si se padece. Diversos estudios han demostrado lo siguiente:

- Los pacientes diabéticos que toman 1 g de canela molida

al día, durante al menos tres meses, reducen sus cifras de HbA1$_C$ casi en más de un 0,5 % con respecto a los que no la tomaban.

- Consumirla durante treinta a cuarenta días contribuye a reducir hasta en un 30 % la glucosa en ayunas.
- Reduce la formación de los nocivos productos de la glicosilación.
- Sus efectos beneficiosos también actúan sobre los pacientes con prediabetes y en personas sanas. Mejora la sensibilidad de la insulina y reduce los picos de azúcar en sangre tras las comidas.
- Sus efectos parecen independientes de la dosis que se consuma, a partir de dosis diarias de 1 g.

EN RESUMEN, EN ESTE CAPÍTULO DEBEMOS HABER DESAPRENDIDO Y REAPRENDIDO LOS SIGUIENTES CONCEPTOS:

1. La diabetes tipo 2 es una de las principales causas de muerte y complicaciones en los países desarrollados, a pesar de que se considera una enfermedad crónica poco peligrosa (a diferencia del ictus y de las enfermedades cardiovasculares). En los países industrializados, su prevalencia aumenta con la edad (por la dieta) y con la obesidad. Esto quiere decir que podemos evitar su incidencia, o incluso evitarla, si cambiamos nuestros hábitos de vida.
2. La causa más frecuente de diabetes tipo 2 es la resistencia a la insulina, que está generada y cronificada por la ingesta abundante y crónica de carbohidratos.
3. La prevención y tratamiento de los factores de riesgo de resistencia a la insulina y del síndrome metabólico contribuyen a reducir su incidencia y complicaciones.

4. La estrategia nutricional más efectiva para prevenir y tratar la diabetes tipo 2 es adoptar una dieta baja en hidratos de carbono (dieta tipo Dukan).

5. Tanto los pacientes con prediabetes como las personas sanas se beneficiarán de una dieta baja en carbohidratos, ya que mejora la sensibilidad de la insulina y los marcadores de síndrome metabólico e inflamación crónica.

8

EL CÁNCER, ENFERMEDAD AMBIENTAL Y NUTRICIONAL. CÓMO PREVENIRLO Y REDUCIR EL RIESGO DE PADECERLO

Las células cancerígenas se alimentan de azúcar.

OTTO WARBÜRG

LA PROBLEMÁTICA DEL CÁNCER Y SU VISIÓN OPTIMISTA

La mala noticia es que el cáncer es una de las principales causas de muerte. Cada día se diagnostican en España unos quinientos casos y mueren más de trescientas personas como consecuencia de esta enfermedad. Según los datos de la Organización Mundial de la Salud OMS, cada tres segundos se le diagnostica cáncer a alguien, y cada cinco segundos hay una muerte.

La buena noticia es que, según las investigaciones del Fondo de Investigación Mundial del Cáncer, siete de cada diez cánceres se deben al tabaco y la mala alimentación. Por tanto, si fuéramos capaces de controlar estos dos aspectos (tabaco y nutrición) reduciríamos de forma muy significativa tanto el número de casos de esta terrible enfermedad como su mortalidad.

Tipo de cáncer	Porcentaje de reducción de cáncer por la dieta
Pulmón	20-35 %
Estómago	65-75 %
Mama	30-50 %
Colorrectal	65-75 %
Próstata	10-20 %

La siguiente tabla nos proporciona otra prueba de que el cáncer es una enfermedad fundamentalmente ambiental y nutricional.

País	Casos cáncer/100.000 hb	
	Hombres	Mujeres
Francia	360,4	254,9
Alemania	330,7	245,7
Italia	310,3	251,6
Reino Unido	280	260,5
España	309,9	187
Portugal	266,8	190,8
India	99	104

Tumores tan frecuentes como los de colon, mama o próstata son entre cinco y seis veces más frecuentes en Europa que en la India, Sudamérica o Tailandia. Todo esto nos debe hacer pensar que una gran parte de los cánceres se pueden prevenir y evitar, ya que se deben a factores relacionados con el estilo de vida y la alimentación.

La situación en Estados Unidos, el país más desarrollado y con mayores adelantos y tecnología sanitaria, no es mejor que en Europa. En términos globales, los cánceres malignos son entre tres y cuatro veces más frecuentes en Estados Unidos que en la India.

Curiosamente, de los tres tipos de cáncer más frecuentes en Europa y Norteamérica (colon, mama y pulmón) los dos primeros son diez veces más frecuentes en estos países que en la India, y el de pulmón, que depende del consumo de tabaco en más del 90 % de los casos, es seis veces menos frecuente en la India.

Si estudiamos las estadísticas de cáncer de la OMS, comprobaremos que los tumores son mucho menos frecuentes en países como Japón y la India. Además, si comparamos, por ejemplo, el cáncer de mama entre japonesas y estadounidenses, observaremos que en el grupo de mujeres con edades comprendidas entre los cuarenta y cinco y los setenta y cinco años (el grupo de máxima incidencia de cáncer), en Japón mueren menos de 25 mujeres por cada 100.000, mientras que las cifras de mortalidad en Estados Unidos oscilan desde las 50 (en el grupo de cuarenta y cinco a cincuenta y cuatro años) hasta las 150 (en el grupo de sesenta y cinco a setenta y cinco años).

Con el resto de cánceres observamos un comportamiento similar (en general).

Por otro lado, las mujeres japonesas que emigran en su juventud a Estados Unidos desarrollan el mismo riesgo de padecer cáncer de mama que las que nacieron allí, mientras que si emigran en la madurez (a partir de los cuarenta y cinco años) su riesgo es similar al de las que viven en Japón.

Todos estos datos nos indican que el tratamiento más importante y sencillo para prevenir el cáncer depende de nosotros mismos. Si queremos ganarle la batalla al cáncer, deberíamos seguir las recomendaciones del doctor Aggarwal, jefe del Departamento de Investigación de Citoquinas del MD Anderson Cancer Center de Houston y descubridor del *factor de necrosis tumoral* y el papel que desempeña en el cáncer:

1.º Tenemos que aprender a pensar más allá del dinero. Hemos puesto mucho énfasis en la supervivencia de las compañías farmacéuticas y NO nos hemos centrado lo suficiente en la supervivencia de los PACIENTES.

2.º Si continuamos previniendo y tratando el cáncer de la forma en que lo hemos estado haciendo durante los últimos cincuenta años, los próximos cincuenta años no van a ser diferentes.

QUÉ ES Y CÓMO SE PRODUCE EL CÁNCER

El cáncer es una enfermedad muy compleja y con distintas etapas en su desarrollo, cuya principal característica es el crecimiento anormal y descontrolado de ciertas células, que crean su propia red de vasos sanguíneos, destruyen las células sanas que las rodean, invaden tejidos y, finalmente, matan al organismo que lo ha desarrollado. ¿Cómo es posible que ocurra esto?

El cáncer comienza en el interior de nuestro cuerpo a partir de una unidad muy básica de la vida, la célula. En otras palabras, la célula del cáncer se origina a partir de una de nuestras células normales, que, por cualquier razón, sufre cambios en su comportamiento y ciclo vital normal, y adquiere las siguientes propiedades, que no se dan en las células normales:

- **Inmortalidad.** Todas las células normales tienen un ciclo vital programado y, cuando este se cumple, desaparecen mediante un sistema de muerte celular llamado apoptosis.
- **Número infinito de divisiones.** Cada célula normal está programada para dividirse un número determinado de veces (el llamado límite de Hayckflick). Las células tumorales tienen la capacidad de dividirse de manera ilimitada.
- **Ausencia de inhibición por contacto.** Cuando una célula normal «siente» el contacto de otra célula, detiene su crecimiento. A las células tumorales no les ocurre esto, y son

capaces de comprimir a las otras células con tal de continuar su crecimiento.

La manera en que se produce todo esto, y una célula normal termina transformándose en tumoral, es muy sencilla. Para dividirse y dar descendientes, las células tienen que duplicar su material genético, el llamado ADN. Si en este proceso se produce algún error (mutación) en alguna parte del ADN que estamos copiando, puede ser que el organismo se dé cuenta y lo corrija... ¡o tal vez no! Si no se corrige, puede que la célula nueva que hemos creado no sea útil y muera; pero si sobrevive les transmitirá su defecto en el ADN a sus células hijas, y estas a las siguientes, y así sucesivamente. De este modo, si se producen las suficientes mutaciones como para que la célula se haga mala, desarrollaremos un cáncer.

Es habitual que se cometan errores durante la división de las células. Estos pueden aparecer por efecto del sol, de los tóxicos como el alcohol o el tabaco, o de una inflamación crónica. Las mutaciones son la base de la evolución, ya que han permitido sobrevivir a los organismos que mejor se han adaptado (es la cara buena de las mutaciones, el doctor Jeckyll), pero tienen un efecto negativo, un míster Hyde (el cáncer). De este modo, cuanto más sometamos a nuestras células a posibles mutaciones, mayor será la probabilidad de desarrollar *células tumorales*. Hacen falta varias mutaciones para que una célula se transforme en cancerígena. Por tanto, deben pasar más de cinco años para que una célula llegue a la fase de microtumor. De hecho, se sabe que más de tres de cada diez mujeres mayores de cuarenta años presentan microtumores en la mama, y que cuatro de cada diez hombres lo presentan en la próstata. Esto se debe a que, a lo largo de nuestras vidas, algunas de nuestras células sufrirán estas mutaciones y producirán tumores, aunque la mayoría de ellos no pasarán de esta fase. ¡No llegarán a ser cáncer ni a matarnos! La explicación estriba en que, para crecer, estos microtumores necesitan oxígeno y nutrientes abundantes, como toda célula eucariótica. Las células cancerígenas necesitan sobre todo mucho azúcar, y son precisamente estas dos cosas las que el cuerpo humano les «niega» como mecanismo defensivo antitumoral. Recapitulando, para que se desarrolle y extienda un cáncer en el organismo son necesarios dos pasos:

1. Mutaciones al azar en una célula normal que la transforman en una célula con características tumorales: crecimiento en ausencia de señales tróficas, no inhibición por contacto, carencia de apoptosis, ausencia del límite de Hayckflick, desarrollo de la angiogénesis, y capacidad de metastatizar e invadir tejidos.
2. Angiogénesis, por la cual la nueva célula mutada crea sus vasos para poder nutrirse (¡de azúcar!) y oxigenarse.

Si en un organismo se da el primer paso pero no el segundo, el tumor no supondrá una amenaza para la vida del organismo, ya que, al no poder crecer de forma desproporcionada, el cuerpo podrá mantenerlo controlado. Pero, si se produce también el segundo paso, entonces es cuando aparece el tumor maligno y de crecimiento rápido, fatal y con posibilidades de producir metástasis.

Sabemos que el sistema inmune del ser humano dispone, de forma natural, de mecanismos para inhibir la angiogénesis. Por tanto, la mayoría de estos tumores serán autolimitados y no tendrán consecuencias clínicas fatales, sino que se limitarán a ser hallazgos incidentales en las autopsias y pruebas de imagen.

A la vista de todo esto **surge un nuevo concepto que debemos «desaprender y reaprender»:**

La aparición de mutaciones en las células es un fenómeno normal, que aumenta con la edad. Pero el que esas mutaciones terminen desarrollando un cáncer no debe ser la norma, y depende, fundamentalmente, del estilo de vida que llevemos.

FACTORES ETIOLÓGICOS DEL CÁNCER

Conocer los factores que contribuyen a la aparición del cáncer (o etiológicos) nos ayuda a establecer una estrategia para prevenirlo. El tabaco, el sol, la radiación, los tóxicos y los contaminantes son factores etiológicos bien conocidos, y no entraremos a analizarlos en este capítulo, ya que no son el propósito de esta obra. Los factores que más nos interesan son los nutricionales, ya que dependen de nosotros y podemos actuar sobre ellos a diario.

Tal y como hemos visto en el capítulo 2, todos los alimentos están compuestos, en distintas proporciones, por los tres macronutrientes que existen (proteínas, grasas y carbohidratos). Por tanto, cabe preguntarnos qué papel desempeñan los macronutrientes en la conversión de células normales en células cancerígenas.

Hasta hace menos de diez mil años, el ser humano se alimentaba fundamentalmente de carne, pescados, algas, raíces, algunos frutos y unas pocas frutas de temporada. Este es el llamado estilo nutricional de los cazadores-recolectores, o dieta paleolítica.

La introducción de la agricultura en el Neolítico redujo la esperanza de vida en diez años con respecto al Paleolítico. Además, los restos fósiles paleolíticos de que disponemos no muestran signos de enfermedades crónicas ni de tumores, a diferencia de los neolíticos.

Por otro lado, los doctores Cordain y Eaton, de la Universidad de Colorado, realizaron un estudio científico sobre los restos antropológicos de la época y los compararon con la observación directa de más de doscientas poblaciones de cazadores-recolectores que existen en la actualidad y siguen el mismo tipo de alimentación que en el Paleolítico. El estudio demostró que entre estas poblaciones no hay señales de la existencia de muchas de las enfermedades crónicas frecuentes de la actualidad (como las enfermedades cardiovasculares o el cáncer), a pesar de que la mayoría de sus habitantes viven hasta setenta y cinco u ochenta años.

Desde esta época hasta la actualidad, hemos ido sustituyendo la carne y el pescado de la dieta por gran cantidad de productos agrícolas (como granos, pasta, frutas y otros). Al producirse avances tecnológicos en la mejora de la calidad y cantidad de los productos agrícolas, la gente se ha ido «enamorando» del sabor dulce de estos productos, especialmente del azúcar de los granos refinados y sus derivados y de las frutas. En las últimas décadas, gracias a las políticas proteccionistas de Estados Unidos y otros países (europeos, sobre todo) en materia de agricultura, hemos consumido más granos y frutas —que son muy abundantes en carbohidratos— que en toda la historia previa de la humanidad. Al mismo tiempo que se ha ido desarrollando la industria agrícola, tal y como vimos en el capítulo 1, algunos influyentes profesionales de la nutrición nos han intentado convencer de que los carbohidratos son la mejor fuente para nuestra nutrición, y de que las grasas son la causa de la obesidad, las enfermedades cardiovasculares, la diabetes y el cáncer.

En la actualidad, a pesar de que existen gran cantidad de evidencias científicas —como hemos visto a lo largo del libro y continuaremos explicando en este capítulo— de que el exceso de carbohidratos en nuestra dieta es el responsable de la mayoría de las enfermedades crónicas, la mayoría de las «autoridades» sanitarias e incluso las guías nutricionales internacionales siguen recomendando su consumo excesivo.

Hasta hace unos años, se creía que las grasas de la dieta eran las responsables del desarrollo del cáncer. Pero hoy en día existen importantes evidencias científicas que demuestran la existencia de una relación entre la hiperglucemia y los principales tipos de cáncer, por no decir todos ellos. Las preguntas obvias son qué causa la hiperglucemia crónica y cómo podemos evitarla y prevenirla.

De los tres tipos de macronutrientes que existen, solo la ingesta excesiva de hidratos de carbono provoca hiperglucemia. Para evitarla deberíamos reducir nuestro consumo de carbohidratos. La relación del azúcar y la hiperglucemia con el cáncer se puede resumir en los siguientes puntos:

1. Las células cancerígenas se alimentan exclusivamente de azúcar, tal y como demostró el doctor Otto Warbürg a principios del siglo xx. Ese hallazgo lo hizo merecedor del premio Nobel de Medicina.
2. La hiperglucemia contribuye a producir y mantener un estado inflamatorio y proinflamatorio en el organismo.
3. Esta inflamación crónica facilita el crecimiento y la proliferación (metástasis) de las células cancerígenas.
4. La hiperglucemia promueve la unión del azúcar a proteínas, material genético (ADN) y grasas (proceso llamado glicosilación), tanto dentro como fuera de las células, y está implicada en las mutaciones genéticas.

A continuación resumiremos las estrategias de las que se vale el cáncer para conseguir la glucosa que necesita para crecer, mientras produce un deterioro progresivo del organismo.

¿CÓMO ES EL METABOLISMO DE UNA CÉLULA CANCERÍGENA?

La mayoría de células de nuestro organismo extraen la energía de la glucosa gracias al oxígeno. Es lo que se llama glicolisis. Sin embargo, algunas células, como los glóbulos rojos o las del cristalino de nuestro ojo, no usan el oxígeno para extraer la energía de la glucosa. En este caso, el proceso se llama glicolisis anaeróbica.

La mayoría de nuestras células pueden recurrir también a este proceso en casos de urgencia, como por ejemplo, cuando hacemos un *sprint* en una carrera. A diferencia de las células normales, el metabolismo de la célula cancerígena se basa en la llamada glicolisis aeróbica o efecto Warbürg, ya que, aunque haya oxígeno en el medio, no lo usan para obtener energía. A priori, la desventaja del efecto Warbürg es que se obtiene mucha menos energía que con el metabolismo aeróbico mitocondrial de las células normales, pero también le confiere las siguientes ventajas al cáncer:

• **No dependen del oxígeno para crecer.** Si una célula normal no está cerca de un vaso sanguíneo, no le llegará oxígeno suficiente y no podrá crecer. En cambio, como estas células malignas no dependen del oxígeno para su desarrollo, son «más fuertes» y pueden crecer casi en cualquier lugar del organismo.
• **El ácido láctico protege a la célula cancerígena de nuestro sistema inmune.** El ácido láctico que surge como desecho de la fermentación de la glucosa durante la glicolisis se segrega en el medio extracelular y crea un entorno muy ácido, que protege la célula cancerígena tanto del ataque de las células del sistema inmunitario (pues hace que se suiciden las células que tienen que protegernos) como destruyendo la cohesión entre las células normales que la rodean (lo que también hace que se suiciden). De este modo, esas células pueden seguir creciendo y «conquistando» el tejido inicial, de modo que producen metástasis a distancia.

En resumen, las diferencias metabólicas entre las células normales y las tumorales estriban en que las primeras pueden obtener energía a partir de cualquiera de los tres macronutrientes (grasas, carbohidratos o proteínas), mientras que las segundas solo pueden hacerlo a partir del azúcar (carbohidratos).

Así pues, el metabolismo de las células cancerígenas se basa, fundamentalmente, en el consumo de glucosa y en la generación de inflamaciones con el fin de contribuir a destruir las proteínas musculares y la grasa, con el fin de que el hígado tenga más sustratos para producir más glucosa y alimentarlo.

Ya sabemos que el cáncer se alimenta de azúcar y que sin este no puede haber metástasis. La mayoría de los estudios centrados en este punto han demostrado que las personas que restringen la ingesta de hidratos de carbono, o que consumen aquellos que tienen una baja carga glucémica (verduras), tienen un riesgo extremadamente bajo de contraer cáncer. Por el contrario, quienes consumen altas cantidades de carbohidratos aumentan de forma significativa los riesgos de padecer un cáncer y morir a causa de él. Esto explica los índices tan reducidos de cáncer en países como la India, Japón o Tailandia, donde no existe la sobrealimentación, ni se consumen carbohidratos en exceso. A la inversa, cuando habitantes de estos países emigran en su juventud (cuando todavía no han desarrollado ni interiorizado los hábitos alimenticios de su país de origen) a países con niveles elevados de cáncer y adoptan las costumbres alimenticias del país, la probabilidad de que desarrollen un cáncer aumenta de manera espectacular, y se iguala a la de los habitantes de ese país.

LOS HÁBITOS SALUDABLES PARA AYUDAR A PREVENIR Y TRATAR EL CÁNCER

Según la antigua tradición china, los médicos se pueden clasificar en tres grupos:

- Los precavidos. Comienzan a tratar al paciente antes de que la enfermedad se haya desarrollado.

- **Los obvios.** Comienzan a tratar al paciente cuando la enfermedad ya ha empezado a dar síntomas.
- **Los mediocres.** Comienzan a tratar al paciente cuando la enfermedad está muy avanzada.

Si queremos comenzar a tratar una enfermedad antes de que aparezca (y ser médicos precavidos), debemos conocer sus factores etiológicos, para evitarlos y de este modo prevenir su aparición. En el caso del cáncer, se sabe que los principales factores etiológicos son:

- **El tabaco.** Se calcula que uno de cada tres adultos varones fuma, y la proporción de mujeres está aumentando de manera significativa. En términos globales, hay más de trescientos millones de fumadores en todo el mundo. Curiosamente, más del 60 % de los médicos varones son fumadores. El porcentaje de mujeres médico que fuman ha aumentado, y se está acercando a esa cifra. El tabaco sigue siendo la primera causa de muerte en España, con más de medio millón de muertes anuales. Con estos datos, quien no haya fumado nunca, debería seguir sin hacerlo, y tampoco debería ser fumador pasivo. Todos aquellos que fumen deberían abandonar el tabaquismo lo antes posible.
- **El alcohol.** Su abuso se ha relacionado con gran cantidad de cánceres, por lo que el Fondo Mundial de Investigación del Cáncer recomienda limitar el consumo de bebidas alcohólicas a dos unidades diarias, en los hombres, y una unidad, en las mujeres. Es preferible evitar las bebidas de alta graduación alcohólica y optar por el vino o la cerveza.
- **La obesidad.** Los efectos perjudiciales de la obesidad no solo se limitan a una cuestión simplemente estética, sino que también la convierten en responsable de tres de cada diez cánceres de colon, y de cuatro de cada diez cánceres de mama.

Siempre hemos creído que el tejido adiposo no era metabólicamente activo, y que tan solo actuaba como un depósito de energía para cuando fuera necesario. Hace unos años se descubrió que las células grasas segregan gran cantidad de factores inflamatorios (que alimentan el tumor) y de factores angiogénicos (que hacen que las células tumorales produzcan sus vasos sanguíneos), que contribuyen a la resistencia a la insulina. Esto produce un aumento de las concentraciones del llamado factor de crecimiento insulínico (IGF-1), que facilita el crecimiento de las células tumorales y su inmunidad al «suicidio celular» (apoptosis), lo que da lugar al cáncer y las metástasis.

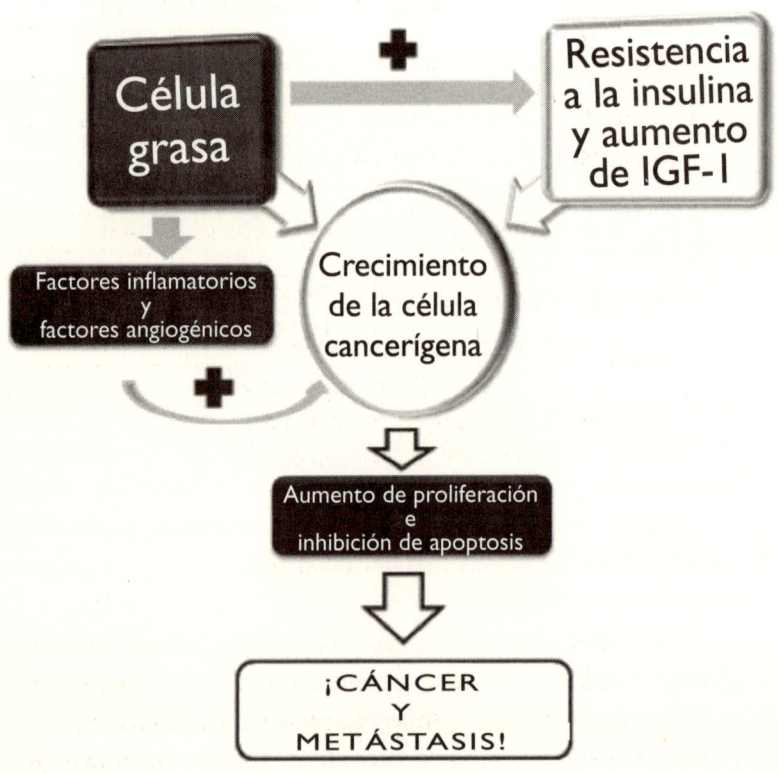

Tal y como hemos visto a lo largo del libro, el consumo de carbohidratos, que activan y mantienen elevada la insulina, es el factor más determinante para la síntesis y acumulación de grasa corporal y, por tanto, para el desarrollo de la obesidad. Así pues:

Si reducimos el consumo de hidratos de carbono, evitaremos la acumulación excesiva de grasa corporal y el riesgo de engordar, así como sus nocivos efectos al estimular el desarrollo del cáncer.

• **El sedentarismo.** La vida sedentaria y la falta de ejercicio físico contribuyen al desarrollo de la obesidad, el desequilibrio hormonal, la resistencia a la insulina, el estado proinflamatorio crónico y el deterioro del sistema inmune. Todos estos factores están relacionados con la aparición del cáncer. Por tanto:

El ejercicio físico diario (¡basta con caminar de treinta a cuarenta y cinco minutos al día!) reduce el riesgo de cáncer mediante cinco mecanismos.

Los cinco efectos del ejercicio físico sobre el cáncer
Disminución de la carga hormonal
Reducción del porcentaje de grasa corporal
Mejora el metabolismo de la glucosa y la acción de la insulina
Reducción de la inflamación crónica (uno de los mayores activadores del cáncer)
Mejora del sistema inmunitario

RELACIÓN ENTRE TUMORES E INFLAMACIÓN

Existe una estrecha relación entre las células tumorales y los mediadores inflamatorios, ya que, por un lado, los factores inflamatorios ayudan a las células cancerígenas a desarrollarse y, por otro, las propias células tumorales segregan sustancias que hacen que las células inflamatorias de nuestro organismo produzcan más cantidad de las sustancias que «alimentan» al tumor. Entre ellas destaca el factor de necrosis tumoral (TNF), que descubrió el doctor Aggarwal, y que hace que el tumor produzca gran cantidad del factor NF-KappaB, que aumenta la producción de COX-2, una enzima que activa aún más la inflamación. Todo ello hace que lleguen más células inflamatorias a la zona donde se está desarrollando el tumor, se produzcan más cantidad de estos mediadores, haya cada vez más inflamación y, de este modo, completemos un círculo vicioso.

Esta inflamación crónica proporciona a las células precancerosas el medio ideal para acelerar sus mutaciones y que se conviertan en cáncer en muy poco tiempo.

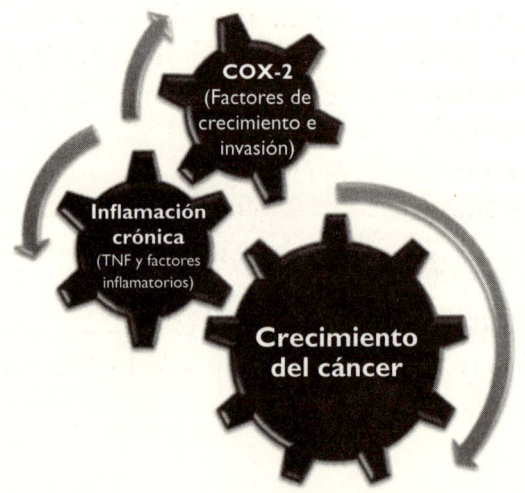

Efectos perjudiciales y mecanismos de la inflamación crónica
para contribuir al desarrollo del cáncer

- **La hiperglucemia.** Como ya hemos comentado, la hiperglucemia crónica y mantenida es el estímulo fundamental para el crecimiento del cáncer, ya que no solo lo alimenta, sino que también favorece la inflamación crónica y la acumulación de grasa corporal. Por tanto:

El factor nutricional más importante para prevenir y ayudar en el tratamiento del cáncer es evitar la hiperglucemia, mediante una dieta baja en hidratos de carbono.

LOS TRES PRINCIPIOS DE UNA DIETA SALUDABLE PARA PREVENIR Y TRATAR EL CÁNCER

Hasta ahora hemos visto que:

1. El metabolismo del cáncer se basa en el azúcar.
2. El lactato, que es el producto de desecho del metabolismo del cáncer, genera un medio ácido que lo protege del sistema inmune y permite que se expanda y produzca la metástasis.
3. El propio tumor produce gran cantidad de sustancias proinflamatorias que estimulan su crecimiento, así como la destrucción de las células normales.

Por tanto, una dieta saludable y efectiva para prevenir el cáncer y reducir las probabilidades de desarrollarlo debe evitar y controlar estos tres puntos determinantes para que el tumor se desarrolle.

Tal y como veremos a continuación, el método Dukan actúa sobre estos tres puntos críticos para la biología del tumor y, por tanto, es una opción muy saludable y adecuada para prevenir el cáncer e, incluso, para los pacientes que lo hayan desarrollado y estén en tratamiento médico.

La dieta Dukan y el metabolismo del cáncer, por el dr. Álvaro Campillo

Al ser baja en hidratos de carbono, la dieta Dukan evita la hiperglucemia y la activación de la insulina. Por tanto, contribuye de forma muy efectiva a evitar que las células con mutaciones proliferen y se conviertan en tumorales. Como se puede ver en la figura, y tal y como comentamos en el capítulo 2 al referirnos al metabolismo lipolítico o cetosis, el aumento de los cuerpos cetónicos en sangre contribuye de forma decisiva tanto a aumentar nuestras defensas naturales contra el cáncer (antioxidantes, que bloquean los radicales libres) como a evitar que las células tumorales crezcan. Por el contrario, las dietas ricas en carbohidratos y bajas en grasas contribuyen a activar el metabolismo de las células cancerígenas.

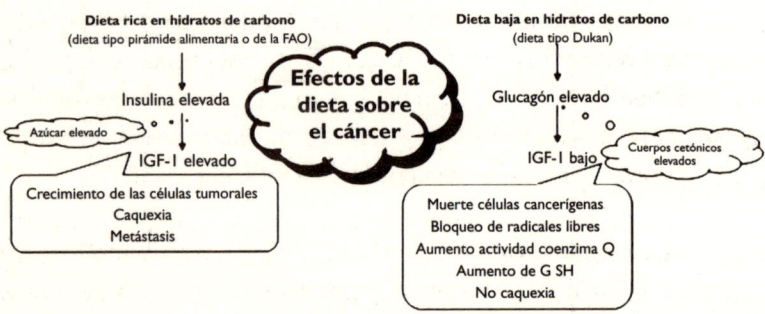

El método Dukan y el lactato

El lactato producido por el metabolismo tumoral genera un medio ácido al que no pueden acceder las células del sistema inmune. Por tanto, una dieta adecuada debe proporcionar los alimentos necesarios para revertir esta acidez y permitir que nuestro sistema inmunitario luche contra el tumor.

Los alimentos que contribuyen a desacidificar el entorno

tumoral son aquellos que se han obtenido mediante la fermentación láctica, como los yogures y los quesos. En el método Dukan se recomienda el consumo diario de yogures con 0 % de materia grasa, o naturales sin azúcares añadidos. Estos desacidificarán sin las consecuencias negativas del azúcar. El queso fresco también está incluido en la dieta Dukan.

El método Dukan y la caquexia

La dieta Dukan también es muy importante en el caso de los enfermos con un cáncer evolucionado, ya que los efectos del lactato sobre el organismo son tan terribles que los enfermos con cánceres en estadios avanzados sufren el llamado síndrome caquéctico o caquexia, que consiste en la suma de los siguientes síntomas:

* El paciente experimenta una falta de apetito (anorexia), a pesar de que está desnutrido.
* El cáncer le «roba» al organismo todo el azúcar que puede, y «obliga» al hígado a trabajar para él. ¡Quiere más azúcar! Por tanto, el paciente pierde peso de forma considerable.
* El cáncer actúa sobre los músculos para que estos envíen sus proteínas al hígado y este pueda generar más glucosa para alimentarlo, lo que supone una atrofia muscular.
* La falta de apetito, la desnutrición manifiesta y la derivación de toda la energía posible hacia el tumor hace que no se produzcan células de la sangre; es decir, lo que llamamos anemia.

Los médicos nos suelen recomendar que comamos bastante si tenemos un cáncer, con el fin de no perder peso. Si la ingesta se basa en una dieta rica en azúcares, no perderemos peso al principio, pero cuando el cáncer haya desplegado toda su artillería contraeremos un síndrome caquéctico completo que, una vez establecido, es muy difícil de revertir, ya que el cáncer se ha hecho muy fuerte, gracias a que lo hemos sobrealimentado a base de azúcar.

Por el contrario, si observamos una dieta baja en hidratos de carbono (como la Dukan), no ganaremos peso en un primer momento, o incluso perderemos lo que nos sobre en forma de grasa, pero conseguiremos librarnos de la caquexia, ya que no habremos dejado que el cáncer se alimente, crezca y se haga indestructible.

El método Dukan y la inflamación crónica peritumoral

Ya hemos dicho que el ejercicio físico diario es uno de los anti-inflamatorios más potentes que existen. Además, ejerce otros muchos efectos positivos sobre el organismo. Pues bien, el método Dukan prescribe realizar ejercicio físico diario, con lo que no solo tendremos los efectos positivos de una dieta baja en carbohidratos, sino que también sumaremos el potente efecto de evitar la vida sedentaria.

El método Dukan y la eficacia de la quimioterapia

Se ha demostrado que ayunar entre 36 y 120 horas antes de someterse al tratamiento quimioterápico reduce los efectos secundarios de este y aumenta su efectividad. En la siguiente tabla se puede ver, de forma detallada, el efecto del ayuno sobre cada uno de los efectos adversos del tratamiento quimioterápico.

Efecto del ayuno antes de la quimioterapia en la reducción de los efectos secundarios del tratamiento
Reduce en un 50 % la sensación de fatiga del paciente, el dolor de boca y la sensación de «sequedad de boca»
Reduce a la mitad la debilidad, los calambres abdominales y la aparición de dolores de cabeza
Reduce en un 75 % las náuseas durante y después de la quimioterapia
Reduce en un 100 % los vómitos posteriores a la quimioterapia
No reduce la caída del pelo, ni la sensación de hormigueo y entumecimiento, ni la pérdida de sensibilidad

La explicación de todos estos efectos positivos del ayuno sobre el tratamiento quimioterápico está en el hecho de que, cuando ayunamos, se reducen las concentraciones de IGF-1 y los niveles de glucosa, lo que hace que las células normales se hagan más resistentes a múltiples tipos de estrés. ¿Por qué? Porque los bajos niveles de IGF-1 reducen las señales intracelulares que hacen que la célula se divida (mitogénesis), lo que induce a la célula a reducir la velocidad de su ciclo celular. Como la célula no se divide, los tóxicos que actúan sobre las células activas no la afectarán. Por el contrario, la célula cancerígena tuvo que sacrificar este mecanismo de control para hacerse inmortal, así que la reducción de IGF-1 no solo no protege la célula cancerígena, sino que también la perjudica, al aumentar su vulnerabilidad a los tóxicos como la quimioterapia.

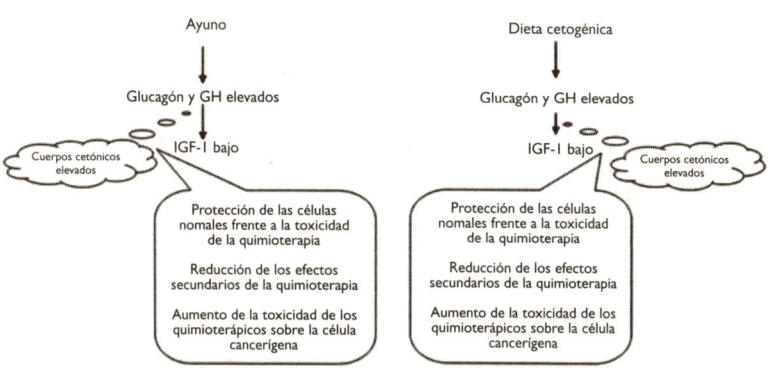

El ayuno y la dieta cetogénica tienen el mismo efecto en el tratamiento con quimioterapia

Ayuno

Glucagón y GH elevados

Cuerpos cetónicos elevados

IGF-1 bajo

Protección de las células nomales frente a la toxicidad de la quimioterapia

Reducción de los efectos secundarios de la quimioterapia

Aumento de la toxicidad de los quimioterápicos sobre la célula cancerígena

Dieta cetogénica

Glucagón y GH elevados

IGF-1 bajo

Cuerpos cetónicos elevados

Protección de las células nomales frente a la toxicidad de la quimioterapia

Reducción de los efectos secundarios de la quimioterapia

Aumento de la toxicidad de los quimioterápicos sobre la célula cancerígena

Como puede ver en la figura precedente, desde el punto de vista fisiológico, el ayuno —que es como llevar la cetosis hasta el extremo— se comporta igual que si observamos una dieta baja en hidratos de carbono, como la que propone el método Dukan. Por tanto, al observar el ayuno, sus beneficios se manifestarán de forma más fisiológica y equilibrada.

A modo de conclusión, resumiremos en la siguiente tabla los efectos demostrados de las dietas bajas en carbohidratos en los pacientes con cáncer.

Efectos demostrados de la dieta baja en hidratos de carbono en el desarrollo y resultado final en los pacientes con cáncer
Las células tumorales malignas se alimentan de azúcar (efecto Warbürg), y promueven la resistencia a la insulina y la inflamación crónica
El ambiente proinflamatorio y de resistencia a la insulina lo comparten tanto los pacientes con cáncer como los que padecen síndrome metabólico
El síndrome metabólico aumenta el riesgo de padecer cáncer
Las dietas cetogénicas, bajas en hidratos de carbono, mejoran el síndrome metabólico y disminuyen el riesgo de padecer cáncer
Las dietas bajas en carbohidratos son seguras y benefician a los pacientes con cáncer, incluso a los que tienen un cáncer avanzado (mejora de calidad de vida)
Los estudios de laboratorio han demostrado el efecto antitumoral de los cuerpos cetónicos
Las dietas bajas en carbohidratos reducen los efectos secundarios de la quimioterapia

Nota: Una dieta no puede sustituir el tratamiento de su médico en ningún caso. Siempre hay que utilizarla como un potente soporte nutricional, complementario al tratamiento médico.

ALIMENTOS RECOMENDADOS PARA LA PREVENCIÓN Y TRATAMIENTO DEL CÁNCER

Pescados

• Propiedades anticancerígenas específicas de los pescados
Las grasas estrella de la naturaleza son las llamadas omega-3, que no se pueden sintetizar a partir de otras, por lo que la con-

seguimos consumiendo alimentos que la contengan (pescados, nueces, soja y semillas de lino). Por desgracia, la dieta que solemos llevar en los países industrializados hace que las consumamos en muy poca cantidad, mientras que los omega-6 (que tampoco podemos sintetizar) son muy abundantes, ya que están presentes en casi todos los alimentos. Lo ideal es que la proporción de omega-3 y omega-6 sea de uno a uno, pero actualmente, en los países desarrollados, tendemos a una relación 1:20. Si la cantidad de omega-6 es mucho mayor que la de omega-3, dominará en nuestro cuerpo un ambiente proinflamatorio crónico, de tal manera que, si no cumplimos las pautas anticancerígenas que estamos comentando, le dejaremos al cáncer todo el camino libre para que se desarrolle. Si la relación entre los omega-3 y los omega-6 está en equilibrio, dominará el ambiente antiinflamatorio, lo que produciría un efecto sinérgico con nuestro plan anticáncer. Consumir pescado dos o tres veces por semana (tortilla de atún, cazón o caballa, salmón al horno o a la plancha, sardinas a la plancha, sardinas en lata, o un revuelto de huevos, setas y atún) hace que la proporción de omegas sea más equilibrada, lo que ayuda a que no haya inflamación.

Una forma sencilla y eficaz de aumentar el consumo de omega-3 es tomar conservas en lata de anchoas, caballa, atún o sardinas en aceite de oliva. (¡Las que van en aceite de girasol no están tan indicadas para aumentar la proporción de omega-3, ya que el aceite de girasol lleva mucho omega-6!)

Una última razón para consumir los omega-3 es que, en fechas recientes, se ha descubierto que disponen de dos mecanismos para evitar que las células cancerígenas se alimenten: por un lado, aumentan la síntesis de cuerpos cetónicos y, por otro, reducen la concentración de glucosa en sangre.

- Propiedades anticancerígenas específicas de las algas

Las algas son las verduras del mar; de hecho, fueron las primeras plantas que existieron en la naturaleza. Al ser verduras libres de hidratos de carbono, son muy recomendables para nuestro plan anticáncer. Además, son muy ricas en proteínas, vitaminas, fibra, yodo, potasio, hierro (algunas tienen cinco veces más que las espinacas) y calcio (hasta diez veces más que la leche). Las principales algas comestibles son:

1. *Nori.* Contiene gran cantidad de omega-3.
2. *Kombu.* Tiene un sabor dulce y yodado. Contiene dos sustancias que inhiben el crecimiento de las células cancerígenas (fucoxantina y fucoidano). En Japón es muy apreciada si se guisa con carnes.
3. *Wakame.* Como la *kombu*, también contiene fucoxantina y fucoidano. Resulta especialmente útil en el tratamiento del cáncer de mama.
4. *Dulse.* Su sabor recuerda al de las avellanas.

La proporción de omega-3 y omega-6 en todas las algas es óptima (1:1), por lo que el consumo de algas produce los beneficios ya comentados en el apartado anterior. Tal y como han demostrado diversos estudios, el consumo de algas tiene un efecto muy beneficioso tanto en el tratamiento como en la prevención de los tumores hormono-dependientes (mama, endometrio y ovario), ya que reducen la concentración de estrógenos en sangre y alargan el ciclo menstrual.

Una última razón para consumir algas es que la fucoxantina y el fucoidano —muy abundantes sobre todo en las algas *kombu* y *wakame*— son dos carotenoides alimentarios muy potentes que inhiben el crecimiento de las células cancerígenas.

Carotenoides (principal alimento que lo contiene)	Porcentaje de inhibición en el crecimiento de células cancerígenas
Zeaxantina (maíz)	5 %
ß-Caroteno (zanahoria)	25 %
Licopeno (tomate)	40 %
Neoxantina (espinacas)	75 %
Fucoxantina (algas)	85 %

Como se puede ver en la tabla, los carotenoides de las algas son los que tienen el mayor potencial anticancerígeno, seguidos, en potencia, por los de las espinacas.

• Propiedades anticancerígenas de las setas

Tipo de Setas	Porcentaje de inhibición en el crecimiento de células cancerígenas de tumores de mama
Champiñón	30 %
Portobello	50 %
Shitake	55 %
Cremini	65 %
Enokitake	85 %
Gírgola	90 %
Seta de cardo	95 %

Uno de los efectos secundarios más peligrosos y frecuentes de los tratamientos quimioterápicos es la inmunosupresión. Esto significa que la quimioterapia «mata» a todas las células que se están dividiendo, pero las células que nos protegen de las agresiones externas son de las más activas, por lo que mueren rápida y fácilmente en manos de la quimio. Para reducir la afectación del sistema inmune por estas terapias, en los hospitales japoneses llevan más de veinte años dándoles setas a todos los pacientes sometidos a quimioterapia.

Los estudios más recientes demuestran que la ingesta de setas fortalece el sistema inmunitario, pues ayudan a que se incrementen la cantidad y la actividad de los glóbulos blancos. ¡También aumentan la actividad de las células inmunes dentro del cáncer!

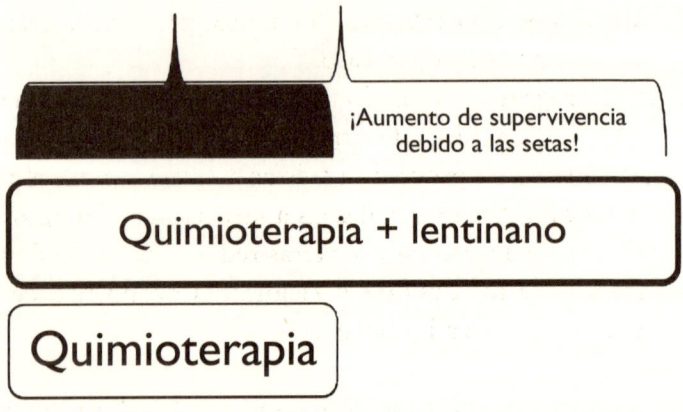

¡Aumento de supervivencia debido a las setas!

Quimioterapia + lentinano

Quimioterapia

Efecto sobre la supervivencia al añadir setas (lentinano) al tratamiento quimioterápico en pacientes con cáncer de colon y estómago

Las propiedades anticancerígenas de las setas no se limitan a las de origen asiático (*shitake*, *enokitake* y *maitake*). En efecto, las setas de cardo, los champiñones y las gírgolas también producen potentes efectos contra el cáncer.

• Propiedades anticancerígenas específicas de las coles y el brécol
El fitoquímico presente de forma natural en las verduras crucíferas (coles, brécol y coliflor) es un isotiocianato llamado sulforafano (SFN), que actúa en todas las fases de la transformación de una célula normal en cancerígena:

Fase de iniciación. Las sustancias tóxicas que consumimos o que hay en el ambiente se unen al ADN y facilitan el proceso de mutación. El SFN actúa, por un lado, activando las enzimas que eliminan los tóxicos del organismo, y por otro, bloqueando directamente las lugares del ADN donde se unen las sustancias carcinógenas.

Fase de promoción. Una vez que la célula ha mutado y empieza a ser mala, comienza a crecer de forma descontrolada, e invade el tejido. El SFN reduce el crecimiento de las células cancerígenas. Por tanto, previene y evita el crecimiento descontrolado.

Fase de progresión. Cuando el cáncer domina el tejido en el que nació, ya ha adquirido la capacidad de emigrar a otros tejidos y producir metástasis. Gracias a que el SFN induce a las células malignas a «suicidarse» (apoptosis), el brécol y las demás crucíferas reducen el riesgo de metástasis de los tumores y mejoran el pronóstico de los pacientes que ya las tienen.

Además de estos beneficiosos efectos sobre el tratamiento y prevención del cáncer, las crucíferas protegen el riñón de la toxicidad de los fármacos quimioterápicos y aumentan la sensibilidad de los tumores al tratamiento con cisplatino. Este descubrimiento es muy importante, ya que el cisplatino es tóxico para el riñón. Por tanto, si decide seguir este tratamiento, el consumo de estos vegetales le ayudará a prevenir la toxicidad del riñón por la quimioterapia y a que una dosis más reducida produzca el mismo efecto.

• Propiedades anticancerígenas específicas del ajo, el puerro, la cebolla y el cebollino
Los estudios más recientes demuestran que el consumo diario de este tipo de verduras protege contra el cáncer de estómago de forma muy efectiva. Además:

- Reducen el impacto negativo de las sustancias carcinogénicas sobre el organismo.
- Frenan el crecimiento de las células tumorales.
- Estimulan la apoptosis del cáncer.

• Propiedades anticancerígenas específicas del tomate
El licopeno, que es el flavonoide presente en el tomate, no solo es un potente antioxidante, sino que también se ha demostrado que ayuda en gran medida a prevenir el cáncer de próstata. Los hombres que consumen tomates a diario tienen un 30 % menos de riesgo de padecer cáncer de próstata que los que no lo hacen. Para mejorar la cantidad de licopeno y su absorción se recomienda freír los tomates con un poco de aceite de oliva.

• Propiedades anticancerígenas específicas de la alcachofa
Estudios muy recientes parecen indicar que los polifenoles de la alcachofa contribuyen al tratamiento y prevención del cáncer de mama, del hepatocarcinoma y tumores de piel, al favorecer la apoptosis de las células cancerígenas y bloquear la creación de vasos sanguíneos por parte del tumor (angiogénesis).

• Propiedades anticancerígenas y antioxidantes específicas de los huevos
Se ha demostrado que el consumo diario de huevos durante el plan Protal contribuye a reducir la inflamación crónica, disminuyendo las concentraciones sanguíneas de la proteína C reactiva (sustancia proinflamatoria) y aumentando las de adiponectina (hormona antiinflamatoria y «anticolesterol»). Además, la yema de huevo posee grandes cantidades de un antioxidante llamado luteína, que lucha contra la inflamación crónica, los radicales libres y la resistencia a la insulina. Por eso, su acción nos resulta muy útil para nuestro plan anticáncer.

La hierbabuena, el tomillo, el orégano, la albahaca y el romero tienen gran cantidad de terpenos que, además de hacerlas aromáticas, bloquean o reducen la angiogénesis. En estudios de laboratorio se ha observado que su efecto es tan potente como el de un caro fármaco llamado Imatinib, patentado para el tratamiento de algunas leucemias y de los tumores intestinales llamados GIST. El apio y el perejil, gracias a la apigenina, y la canela, mediante otros mecanismos distintos, también inhiben la angiogénesis.

• Cúrcuma
La cúrcuma recibe el sobrenombre de «oro de la India», ya que esta especia posee gran cantidad de propiedades muy beneficiosas para la salud. Nos centraremos en las anticancerígenas, que son muchas:

- Inhibe la activación de los genes que inician el cáncer.
- Inhibe la extensión y proliferación de las células tumorales.
- Inhibe la transformación de las células normales en tumorales.
- Mata las células que tienen mutaciones que producen cáncer.
- Hace «encogerse» las células tumorales.
- Previene y evita que los tumores se extiendan a otros órganos; es decir, frena la aparición de metástasis.
- Bloquea la angiogénesis.
- Potencia los efectos de la quimioterapia y radioterapia para destruir las células tumorales.

En cuanto a su consumo, tanto el estudio realizado por el equipo del doctor Shoba (de Bangalore, India) como el del doctor Aggarwall *et al.* (de la Clínica Anderson, de Houston) demuestran que la absorción intestinal de la cúrcuma es mil veces mayor si se mezcla con pimienta negra molida. Para potenciar aún más sus efectos, el doctor Aggarwall (en su libro *Healing Spices*) recomienda consumirla tomando una cucharada (de moka) de cúrcuma con el estómago vacío, acompañada por un poco de aceite de oliva, media cucharada de pimienta negra molida y algo de yogur.

• Té verde
Las catequinas, y en concreto la epigalocatequina galato (EGCG), son las responsables de sus magníficas propiedades anticancerígenas del té:

- Aumenta la producción de antioxidantes (glutatión y superóxido dimutasa).
- Contribuye a evitar la caquexia.
- Inhibe la angiogénesis.
- Aumenta la sensibilidad de las células tumorales a la radioterapia.
- Disminuye la producción de radicales libres.
- Inhibe el crecimiento tumoral.

El té lleva cafeína, pero, si es usted sensible a ella y no puede tomarla, pruebe con el té descafeinado, que conserva todos los polifenoles y, por tanto, se puede consumir sin perder sus beneficiosas propiedades ni padecer los efectos secundarios de la cafeína (como el insomnio).

En cuanto a la preparación y consumo del té verde, hay que tener en cuenta que el tiempo de infusión (el que trascurre desde que ponemos las hojas de té en contacto con el agua hervida hasta que lo vertemos en una taza y comenzamos a beberlo) es un factor muy importante para disfrutar de sus propiedades anticancerígenas. Por ejemplo, si se infusiona menos de cinco minutos, apenas habremos extraído más del 20 % del ECGC.

La tetera debe permanecer cerrada durante el tiempo de infusión. De lo contrario, estos preciosos fitoquímicos (volátiles) se evaporarán durante la infusión «a cielo abierto» y no obtendremos los beneficios a los que nos hemos referido. El tiempo de infusión óptimo del té es de entre ocho y diez minutos, pues nos permite extraer el máximo de catequinas (ECGC) y disfrutar del máximo de poder anticancerígeno de esta bebida.

En resumen, en este capítulo debemos haber desaprendido y reaprendido los siguientes conceptos:

1. La mayoría de los cánceres son secundarios al tabaco y a la mala nutrición.
2. Las mutaciones de las células son un fenómeno natural y frecuente, pero el que esas mutaciones den lugar a un cáncer NO debe ser lo normal.
3. Las células tumorales se alimentan de azúcar.
4. Si no les damos azúcar a los tumores, estos dejarán de crecer y no se extenderán ni producirán metástasis.
5. Una dieta baja en hidratos de carbono es la estrategia más efectiva para la prevención del cáncer y para su tratamiento nutricional.

Te puede interesar...

En esta sección vamos a incluir algunas direcciones de Internet y blogs muy interesantes sobre asuntos tales como las dietas bajas en carbohidratos y por qué son sanas, equilibradas y saludables (lo que está demostrado científicamente), así como vídeos divulgativos sobre el tema, donde se resumen las últimas investigaciones científicas.

Para cualquier consulta, duda, crítica, comentario o aportación, puedes escribirnos a la siguiente dirección de correo electrónico:

beneficiosdeladietadukan@gmail.com

Blogs y webs sobre las dietas bajas en carbohidratos y más

— <http://www.dietadukan.es/>
Página web oficial de la dieta Dukan, donde puedes encontrar consejos, trucos, recetas, actualizaciones y noticias sobre las novedades de la dieta, nuevos productos para comer, comentarios doctor Dukan, y un foro donde podrás resolver dudas, comentar tus progresos y charlar con más gente que sigue el método Dukan. También dispone de un servicio de *coaching online* y un enlace al canal de televisión de YouTube de la dieta (dietadukan TV), donde podrás ver vídeos, entrevistas y testimonios reales, o suscribirte y subir tú mismo tus comentarios audiovisuales.

— <http://rdfeinman.wordpress.com/>
Es el blog del profesor de bioquímica de la Universidad de Nueva York y fundador de la prestigiosa revista *Nutrition&Metabolism*. En él trata, desde un punto de vista científico, objetivo y serio todos los temas relacionados con las dietas bajas en carbohidratos. Además escribe entradas relacionadas con el metabolismo básico y la metodología científica.

— <http://www.carbohydratescankill.com/>
Es el blog de uno de los autores de este libro, el doctor Su, donde explica de forma sencilla todas las novedades científicas relativas a las dietas bajas en hidratos de carbono y su importancia para tener una salud adecuada y poder revertir el estado de enfermedades crónica.

— <http://www.nmsociety.org/index.html>
Blog de la Sociedad de Nutrición y Metabolismo, fundada por diversos profesor universitarios de Estados Unidos, y cuya misión es, por un lado, difundir las investigaciones sobre las dietas bajas en carbohidratos, y por otro, fomentar y apoyar nuevas investigaciones sobre el tema, con la doble finalidad de mejorar nuestros conocimientos sobre el tema y ayudar a pacientes y médicos a mejorar el tratamiento de las enfermedades crónicas mediante la nutrición.

— <http://garytaubes.com/>
Gary Taubes es periodista científico y autor de dos magníficos libros sobre la historia y la ciencia de las dietas bajas en hidratos de carbono (*Good Calories, Bad Calories* y *Why We Get Fat?*). A través de su blog responde preguntas de los lectores sobre el tema y nos informa de las últimas novedades y curiosidades sobre el fascinante mundo de las dietas bajas en carbohidratos.

— <http://carbwars.blogspot.com.es/>
En este blog hay gran cantidad de vídeos y artículos con recetas bajas en hidratos de carbono y consejos para poder llevar una dieta de este tipo, variada y divertida ¡Cómo cuidar de tu salud de forma divertida e inteligente, gracias a una dieta low-carbs!

— <http://dardreams.wordpress.com/>
Este interesante blog está creado por una paciente diabética que lleva un estilo de vida bajo en carbohidratos para cuidar de todos los aspectos de su salud y, en su caso particular, ¡de la diabetes! Su objetivo es enseñar a otros pacientes como ella, y a toda la gente en general, la manera de llevar este estilo de vida de forma divertida y satisfactoria.

— <http://jonnybowdenblog.com/>
Es el blog del reputado doctor Bowen, nutricionista y autor de varios libros sobre dietas y, en especial, sobre dietas bajas en carbohidratos. Es colaborador habitual de programas de televisión y articulista de revistas de investigación científica y de divulgación.

— <http://www.drjaywortman.com/blog/wordpress/>
Tras diagnosticársele una diabetes tipo 2, el doctor Jay decidió someterse a una dieta baja en carbohidratos, con la que mejoró de todos los síntomas y ha conseguido tener controlada su enfermedad. A través de este foro explica su experiencia personal sobre el tema, y hace actualizaciones y discusiones sobre las novedades de las dietas bajas en hidratos de carbono.

— <http://www.second-opinions.co.uk/>
A través de este blog, el doctor británico Barry Groves «te cuenta lo que tu médico no te dice sobre la ciencia de la nutrición, en particular, y sobre la medicina en general» de forma amena, seria y científica, basándose siempre en la mejor evidencia científica disponible. ¡Muy recomendable!

— <http://www.nmsociety.org/docs/Professional/Presentation_
to_Harvard-Nutritional_approach_to_obesity_and_diabe
tes_dr_Atkins.pdf>
Conferencia del cardiólogo estadounidense Robert Atkins sobre los principios científicos que explican y sustentan las dietas
bajas en carbohidratos para el tratamiento de la obesidad y la diabetes.

— <http://www.charliefoundation.org/>
Página web muy interesante y emotiva, ya que trata de ayudar, a
través de las dietas cetogénicas a las familias de niños con epilep-
sias graves y resistentes al tratamiento farmacológico. La página
surgió a partir del caso real de Charlie Abrahams, un niño con
una epilepsia grave, y cómo sus padres han conseguido que mejore de la enfermedad con este enfoque. (En nuestro anterior libro,
Toda la verdad sobre la dieta Dukan, Barcelona, RBA. 2012, ya
explicamos que las dietas bajas en carbohidratos son uno de los
tratamientos más efectivos que existen para este tipo de enfermos.) En esta web encontrarás toda la información que necesitas
para cumplir con una dieta baja en hidratos de carbono, así como
múltiples recetas para poder darle a los niños y que no tengan que
renunciar a los dulces (*muffins*, galletas de chocolate, pancakes,
etc.), pero... ¡«sin azúcar»!

VÍDEOS ONLINE SOBRE NUTRICIÓN
Y DIETAS BAJAS EN CARBOHIDRATOS

— <http://www.youtube.com/user/dietadukanTV>
El canal de televisión de YouTube oficial de la dieta Dukan cuenta
con vídeos, comentarios y testimonios. Es muy recomendable que
te suscribas y hagas tú mismo tus vídeos mostrando tus progresos
y subirlos a la web, para animarte, animar a la gente y dar testi-
monio de lo bien que sienta este estilo de vida.

— <http://m.video.pbs.org/video/2146699556/>
Vídeo divulgativo sobre el interesante y excelente trabajo científico del equipo del doctor Poplawski del Hospital Monte Sinaí de Nueva York, donde revierten la insuficiencia renal a ratas diabéticas mediante una dieta baja en carbohidratos (cetogénica, tipo Dukan, o como queramos llamarlas). Mientras tanto, las ratas que llevan una dieta del tipo «pirámide nutricional» no solo no mejoran de la insuficiencia renal, sino que van empeorando hasta que mueren.

— <http://www.youtube.com/watch?v=dBnniua6-oM&feature=related>
El doctor Lustig explica en esta magnífica conferencia los estudios sobre los efectos negativos del azúcar para nuestro organismo: «Sus efectos a medio y largo plazo son comparables a los del alcoholismo». Si no lo cree, vea el vídeo y reflexione.

Puede ver más vídeos donde el profesor Lustig explica más cosas sobre la relación del azúcar con las epidemias de obesidad y enfermedades crónicas, así como formas para reducir nuestro consumo, en: <http://www.baja.tv/watch/show/dr.+robert+lustig/>

— <www.youtube.com/watch?v=bTUspjZG-wc>
El periodista científico Gary Taubes imparte una preciosa y científica conferencia sobre «¿Por qué engordamos?». ¡Y no es por exceso (cantidad) de calorías, sino por la «calidad» de las que tomamos! (Las proteínas y grasas son buenas, y los carbohidratos son malos.)

— <http://www.youtube.com/watch?feature=player_embedded&v=ecz12rPehbg>
Vídeo en el que Richard Feynman, profesor de bioquímica de la Universidad de Nueva York, explica por qué las recomendaciones de la pirámide nutricional no son buenas para la salud y son las culpables de la epidemia de obesidad y enfermedades crónicas.

— <http://www.youtube.com/watch?feature=player_
embedded&v=M4vm4vqTArk>
Otra preciosa conferencia sobre nutrición y metabolismo («¡El lío
de la nutrición! ¿Podemos arreglarlo?»), de la mano del profesor
Feinman.

— <http://www.youtube.com/watch?v=RISb84RPzoI&feature
=player_embedded>
El doctor David Dahlman, quiropráctico y nutricionista estadounidense, explica en algo menos de cinco minutos qué es una dieta
baja en carbohidratos, los tipos que hay, para qué sirven, y las
diferencias con la dietas ricas en carbohidratos. («Las dietas ricas
en carbohidratos son proinflamatorias y llevan a padecer enfermedades crónicas.»)

— <http://www.youtube.com/watch?v=z91yWqXYztM&feat
ure=player_embedded>
Mark Sisson, experto en *fitness* y autor de libros de nutrición
afincado en Malibú, explica para el canal de televisión Fox los
beneficios fisiológicos y para la salud de las dietas bajas en carbohidratos. En su web <www.marksdailyapple.com> encontrarás
gran cantidad de consejos, testimonios y recetas.

Bibliografía

Capítulo 1

1. Taubes, G., *Good Calories, Bad Calories*, Anchor Books, 2007.
2. Volek, J. y S. Phinney, *The Art and Science of Low Carbohydrate Living*, Beyond Obesity, 2011.
3. Yerushalmy, J. y H. E. Hilleboe, «Fat in diet and mortality from heart disease; a methodologic note», *N Y State J Med.*, 1957;57(14):2343-2354.
4. Parks, E.J. *et al.*, «Carbohydrate-induced hypertriacylglycerolemia: historical perspective and review of biological mechanisms», *Am J Clin Nutr.*, 2000; 71(2):412-433.
5. Keys, A., «Atherosclerosis: a problem in newer public health», *J Mt Sinai Hosp. N. Y.*, 1953; 20:118-139.
6. Keys, A. *et al.*, «Prediction of serum-cholesterol responses of man to changes in the diet», *Lancet*, 1957; 273:959-966.
7. Sarri, K. *et al.*, «The seven countries study in Crete: olive oil, mediterranean diet or fasting?», *Public Health Nutrition*, 2005:8(6):666.
8. Keys A., «Coronary heart disease in seven countries», *Circulation*, 1970; 41(suppl 1):1-211.
9. Verchuren, W. M. *et al.*, «Serum total colesterol and long-term coronary heart disease mortality in different cultures. Twenty-five year follow-up of the seven countries study», *JAMA*, 1993; 274(2):131-136.
10. <http://rawfoodsos.com/2011/12/22/the-truth-about-ancel-keys-weve-all-got-it-wrong/> (consultada el 30 de julio de 2012).

11. <http://www.leangains.com/2010/06/diet-mythology-ancel-keys-fat-fallacy.html> (consultada el 30 de julio de 2012).

12. <http://thesmarterscienceofslim.com/a-brief-history-of-lipopho bia-the-fear-of-fat/> (consultada el 30 de julio de 2012).

13. <http://thesmarterscienceofslim.com/the-short-simple-surprising-history-of-the-governments-role-in-our-diet/> (consultada el 30 de julio de 2012).

14. OTTOBONI, A. et al., «The Food Guide Pyramid: will the defects be corrected?», J Am Phys Surg., 2004; 109-113.

15. WEINBERG, S. L., «The diet-heart hypothesis: a critique», J Am Coll Cardiol., 2004; 43(5):731-733.

16. TAUBES, G., «The soft science of dietary fat», Science, 2001; 291:2536-2554.

17. LEE, S. W., «The diet-heart hypothesis: A critique», J Am Coll Cardiol., 2004; 43:731-733.

18. WILLIAMS, S. et al., «Califf diets and clinical coronary events: the truth is out there», Circulation, 2003; 107; 10-16.

19. MOKDAD, A. H. et al., «The continuing epidemics of obesity and diabetes in the United States», JAMA, 2001; 296:1195-1200.

20. <http://www.somatotropina.com/2010/05/la-hipotesis-de-los-li pidos-el-mito.html> (consultada el 30 de julio de 2012).

21. <http://www.carbsmart.com/did-ancel-keys-help-make-us-fat-by-dana-carpender.html> (consultada el 30 de julio de 2012).

22. «DietHealth», Time, 13 de enero de 1961.

23. BAYLOR, J., The smarter science of slim, Aavia Publishing, 2012.

24. FEYNMAN, R., ¿Está usted de broma, señor Feynman?, Madrid, Alianza, 1998.

25. <http://www.cdc.gov/nchs/nhanes.htm/> (consultada el 30 de julio de 2012).

26. KAHNEMAN, D., Piensa rápido, piensa despacio, Madrid, Debate, 2012.

27. POLLAN, M., El detective en el supermercado, Madrid, Temas de Hoy, 2009.

28. HOOPER, I. et al., «Reduced or modified dietary fat for preventing cardiovascular disease», Cochrane Database Syst Rev., 2001;(3):CD002137.

29. FOSTER, G. D. *et al.*, «A randomized trial of a low-carbohydrate diet for obesity», *N Engl J Med.*, 2003; 348(21):2082-2090.
30. FEINMAN, R. D. *et al.*, «In the face of contradictory evidence: Report of the dietary guidelines for american committee», *Nutrition*, 2010; 26:915-924.
31. LAYMAN, D. K., «Dietary guidelines should reflect new understanding about adult protein needs», *Nutrition & Metabolism*, 2009; 6:12.

CAPÍTULO 2

1. MARTÍNEZ, A., *Fundamentos teórico-prácticos de nutrición y dietética*, McGraw Hill, 1998.
2. VOLEK, J. S. y S. D. PHINNEY, *The Art and Science of Low Carbohydrate Living. Beyond Obesity*, LLC, 2011.
3. BASCIANO, H. *et al.*, «Fructose, insulin resistance, and metabolic dislipidemia», *Nutrition and Metabolism*, 2005; 2:5.
4. LUSTING, H. *et al.*, «The toxic truth about sugar», *Nature*, 2012; 482:27-29.
5. CAMPILLO-SOTO, Á., *Toda la verdad sobre la dieta Dukan*, Barcelona, RBA, 2012.

CAPÍTULO 3

1. FEINMAN, R. D. *et al.*, «In the face of contradictory evidence: Report of the dietary guidelines for american committee», *Nutrition*, 2010; 26:915-024.
2. LAYMAN, D. K., «Dietary guidelines should reflect new understanding about adult protein needs», *Nutrition & Metabolism*, 2009; 6:12.
3. LAYMAN, D. K. *et al.*, «Increased dietary protein modifies glucose and insulin homeostasis in adult women during weight loss», *Human Nutrition & Metabolism*, 2003; 133:405-410.
4. ENGLISH, K. L. *et al.*, «Protecting muscle mass and function in

older adults during bed rest», *Curr Opin clin Nutr Metab Care*, 2010; 13(1):34-39.

5. BROCK, T. *et al.*, «Moderating the portion size of a protein-rich meal improves anabolic efficiency in Young and elderly», *J Am Diet Assoc.*, 2009; 109(9):1582-1586.

6. PADDON-JONES, D. *et al.*, «Dietary protein recommendations and the prevention of sarcopenia: protein, amino acid metabolism and therapy», *Curr Opin clin Nutr Metab Care*, 2009; 12(1):86-90.

7. VOLEK, J. y S. PHINNEY, *The Art and Science of Low Carbohydrate Living*, Beyond Obesity, 2011.

8. LEVINE, I., «Cancer among the American Indians and its bearing upon the ethnological distribution of the disease», *J Cancer Res Clin Oncol.*, 1910; 9:422-435.

9. ORENSTEIN, A. J., «Freedom of negro races from cancer», *Br Med J.*, 1923; 2:342.

10. PRENTICE, G., «Cancer among negroes», *Br Med J.*, 1923; 2:1181.

11. BROWN, G. M. *et al.*, «The occurrence of cancer in an Eskimo», *Cancer*, 1952; 5:142-143.

12. EATON, S. B. *et al.*, «Stone agers in the fast lane: chronic degenerative diseases in evolutionary perspective», *Am J Med.*, 1988; 84:739-749.

13. CARRERA-BASTOS, P. *et al.*, «The western diet and lifestyle and diseases of civilization. Research Reports in Clinical», *Cardiology*, 2011; 2:15-35.

14. CORDAIN, L. *et al.*, «Macronutrient estimations in huntergatherer diets», *Am J Clin Nutr.*, 2000; 72:1589-1592.

15. HU, Y. *et al.*, «Stable isotope dietary analysis of the Tianyuan 1 early modern human», *Proc Natl Acad Sci USA*, 2009; 106:10971-10974.

16. RICHARDS, M. P., «A brief review of the archaeological evidence for Palaeolithic and Neolithic subsistence», *Eur J Clin Nutr.*, 2002; 56:16.

17. STRÖHLE, A. *et al.*, «Diets of modern hunter-gatherers vary substantially in their carbohydrate content depending on ecoenviron-

ments: results from an ethnographic analysis», *Nutrition Research*, 2011; 31:429-435.

15. CAMPILLO ÁLVAREZ, J. E., *El mono obeso: La evolución humana y las enfermedades de la opulencia: diabetes, hipertensión, arteriosclerosis*, Barcelona, Crítica, 2007.
16. GUYTON, A. C. y J. E. HALL, *Fisiología médica* (9.ª ed.), Madrid, Interamericana. McGraw-Hill; 1996:927-952,1063-1077.
17. FRAYN, K., *Regulación del metabolismo*, Omega, 1998.
18. CASTRO DEL POZO, S., *Manual de patología general*, Barcelona, Masson, 2006.
19. JENKINS, D. J. *et al.*, «Glycemic index of foods: a physiological basis for carbohydrate exchange», *Am J Clin Nutr.*, 1981; 34(3):362-366.
20. JENKINS, D. J., «Carbohydrate tolerance and food frequency», *Br J Nutr.*, 1997 Apr;77 Suppl 1:S71-81. Review.
21. HITE, A. H. *et al.*, «Low-carbohydrate diet review: shifting the paradigm», *Nutr Clin Pract.*, 2011; 26(3):300-308. Review.
22. HITE, A. H., «Is the science behind the 2010 Dietary Guidelines for Americans "unquestioned"?», *Nutrition*, 2011; 27(4):385-386.
23. TAUBES, G., *Good Calories, Bad Calories*, Anchor Books, 2007.
24. <http://rdfeinman.wordpress.com/> (consultada el 3 de agosto de 2012).

CAPÍTULO 4

1. REAVEN, G. M., «The kidney: an unwilling accomplice in syndrome X», *Am J Kidney Dis.*, 1997; 30:928-931.
2. REAVEN, G. M., «Insulin resistance: from bit player to centre stage», *CMAJ*, 2011; 183(5):536-537.
3. REAVEN, G. M., «Syndrome X: A short history», *The Ochsner Journal*, 2001; 3:124-125.
4. REAVEN, G. M., «Role of insulin resistance in human disease», *Diabetes*, 1988; 37:1595-1607.
5. REAVEN, G. M. *et al.*, «Carbohydrate intolerance and hyperlipe-

mia in patients with myocardial infarctation without known diabetes mellitus», *J Clin Endocrinol Metab.*, 1963; 23:1013-1023.

6. OLEFSKY, J. M. *et al.*, «Reappraisal of the role of insulin in hypertriglyceridemia», *Am J Med.*, 1974; 57:551-560.

7. REAVEN, G. M. *et al.*, A role for insulin in the etiology and course of hypertension?», *Lancet*, 1987;2:435-437.

8. REAVEN, G. M., «Insulin resistance and human disease: a short history», *J Basic Clin Physiol Pharmacol.*, 1998; 9:387-406.

9. ZIMMET, P. *et al.*, «Una nueva definición mundial del síndrome metabólico propuesta por la federación internacional de diabetes: fundamento y resultados», *Rev Esp Cardiol.*, 2005; 58(12):1371-1376.

10. FERNÁNDEZ-BERGÉS, D. *et al.*, «Síndrome metabólico en España: prevalencia y riesgo coronario asociado a la definición armonizada y a la propuesta por la OMS. Estudio DARIOS», *Rev Esp Cardiol.*, 2012; 65(3):241-248.

11. KAHN, R. *et al.*, «The metabolic síndrome: time for a critical appraisal», *Diabetes Care*, 2005; 28(9):2289-2304.

12. REAVEN, G. M., «Is diagnosing metabolic syndrome a uniquely simple way to predict incident type 2 diabetes mellitus?», *CMAJ*, 2009; 180(6):601-602.

13. KIM, S. H. *et al.*, «The metabolic syndrome: one step forward, two steps back», *Diabetes and Vascular Disease Research*, 2004; 1:68.

14. PHINNEY, S. D., «Fatty acids, inflammation, and the metabolic syndrome», *Am J Clin Nutr.*, 2005;82:1151-1152.

15. KIM, S. H. *et al.*, «Obesity and insulin resistance: An ongoing saga», *Diabetes*, 2010; 59:2105-2106.

16. REAVEN, G. M. *et al.*, «Obesity, insulin resitance and cardiovascular disease», *Endocrine Society*, 2004; 207-223.

17. FEINMAN, R. D. *et al.*, «Dietary carbohydrate restriction in the treatment of diabetes and metabolic síndrome» (<http://rdfein man.wordpress.com/articles/dietary-carbohydrates-restriction-in-the-treatment-of-diabetes-and-metabolic-syndrome//>).

18. VOLEK, J. S. *et al.*, «Carbohydrate restriction has a more favorable impact on the metabolic syndrome than a low fat diet», *Lipids*, 2009; 44:297-309.

19. REAVEN, G. M., «All obese individuals are not created equal: insulin resistance is the major determinant of cardiovascular disease in overweight/obese individuals», *Diabetes and Vascular Disease Research*, 2005; 2:105.

20. ABBASI, F. *et al.*, «Relationship between obesity, insulin resistance, and coronary heart disease risk», *J Am Coll Cardiol.*, 2002; 40(5):937-943.

21. KIM, S. H. *et al.*, «Insulin resistance and hiperinsulinemia», *Diabetes Care*, 2008; 1433-1438.

22. REAVEN, G. M., «Metabolic syndrome. Pathophysiology and implications for management of cardiovascular disease», *Circulation.* 2002; 106:286-288.

23. REAVEN, G. M., «The metabolic syndrome: is this diagnosis necessary?», *Am J Clin Nutr.*, 2006:83:1237-1247.

24. CAMPILLO-SOTO, Á., *Toda la verdad sobre la dieta Dukan*, Barcelona, RBA, 2012.

25. REAVEN, G. M., «Insulin resistance and coronary heart disease in nondiabetic individuals», *Arterioscler Thromb Vasc Biol.*, 2012; 32(8):1754-1759.

26. REAVEN, G. M. *et al.*, «Relation among the plasma triglyceride/high-density lipoprotein cholesterol concentration ratio, insulin resistance, and associated cardio-metabolic risk factors in men and women», *Am J Cardiol.*, 2012; 109(12):1749-1753.

27. REAVEN, G. M. *et al.*, «Plasma glucose and insulin responses to mixed meals: impaired fasting glucose re-visited», *Diab Vasc Dis Res.*, 2011; 8(4):271-5.

28. REAVEN, G. M., «Insulin resistance: the link between obesity and cardiovascular disease», *Med Clin North Am.*, 2011; 95(5):875-892.

CAPÍTULO 5

1. AL-ZAID, N. S. *et al.*, «Carbohydrate ketogenic diet enhances cardiac tolerance to global ischaemia», *Acta Cardiol.*, 2007; 62:381-389.

2. PARKS, E. J. *et al.*, «Carbohydrate-Induced Hypertriacylglycero-lemia: Historical Perspective and Review of Biological Mechanisms», *Am J Clin Nutr.*, 2000; 71: 412-433.

3. DASHTI, H. M. *et al.*, «Ketogenic Diet Modifies the Risk Factors of Heart Disease in Obese Patients», *Nutrition*, 2003; 19: 901-902.

3. VOLEK, J. S. *et al.*, «Fasting Lipoprotein and Postprandial Triacylglycerol Responses to a Low-Carbohydrate Diet Supplemented With N-3 Fatty Acids», *J Am Col Nutr.*, 2000; 19: 383-391.

4. PATSCH, J. R. *et al.*, «Relation of triglyceride metabolism and coronary artery disease: studies in the postprandial state», *Arterioscler Thromb.*, 1992; 12: 1336-1345.

5. AUSTIN, M. A. *et al.*, «Hypertriglyceridemia as a Cardiovascular Risk Factor», *Am J Cardiol.*, 1998; 81: 7B-12B.

6. HELLERSTEIN, M. K., «Carbohydrate-induced hypertriglyceridemia: modifying factors and implications for cardiovascular risk», *Curr Opin Lipidol.*, 2002; 13: 33-40.

7. HUDGINS, L. C. *et al.*, «Human fatty acid synthesis is stimulated by a eucaloric low fat, high carbohydrate diet», *J Clin Invest.*, 1996; 97: 2081-2091.

8. HUDGINS, L. C., «Effect of high-carbohydrate feeding on triglyceride and saturated fatty acid synthesis», *Proc Soc Exp Biol Med.*, 2000; 225: 178-183.

9. YANCY, W. S., JR. *et al.*, «A low-carbohydrate, ketogenic diet versus a low-fat diet to treat obesity and hyperlipidemia: a randomized, controlled trial», *Ann Intern Med.*, 2004; 140: 769-777.

10. FOSTER, G. D. *et al.*, «A Randomized trial of a lowcarbohydrate diet for obesity», *N Engl J Med.*, 2003; 348: 2082-2090.

11. AUSTIN, M. A. *et al.*, «Atherogenic lipoprotein phenotype. A proposed genetic marker for coronary heart disease risk», *Circulation*, 1990; 82: 495-506.

12. DREON, D. M. *et al.*, «A Very-Low-Fat Diet is not Associated With Improved Lipoprotein Profiles in Men With a Predominance of Large, Low-Density Lipoproteins», *Am J Clin Nutr.*, 1999; 69: 411-418.

13. CAMPOS, H. *et al.*, «Associations of hepatic and lipoprotein lipa-

se activities with changes in dietary composition and low-density lipoprotein subclasses», *J Lipid Res.*, 1995; 36: 462-472.

14. SHARMAN, M. J. *et al.*, «Very lowcarbohydrate and low-fat diets affect fasting lipids and postprandial lipemia differently in overweight men», *J Nutr.*, 2004; 134: 880-885.

15. WESTMAN, E. C. *et al.*, «Effect of a low-carbohydrate, ketogenic diet program compared to a low-fat diet on fasting lipoprotein subclasses», *Int J Cardiol.*, 2006; 110:212-216.

16. DASHTI, H. M. *et al.*, «Beneficial effects of ketogenic diet in obese diabetic subjects», *Mol Cell Biochem.*, 2007; 302:249-256.

17. DASHTI, H. M. *et al.*, «Long term effects of ketogenic diet in obese subjects with high cholesterol level», *Mol Cell Biochem.*, 2006; 286:1-9.

18. SONDIKE, S. B. *et al.*, «Effects of a lowcarbohydrate diet on weight loss and cardiovascular risk factors in overweight adolescents», *J Pediatr.*, 2003; 42: 253-258.

19. WILLI, S. M. *et al.*, «The effects of a high-protein, low-fat, ketogenic diet on adolescents with morbid obesity: body composition, blood chemistries and sleep abnormalities», *Pediatrics*, 1998; 101:61-67.

20. WESTMAN, E. C. *et al.*, «Effect of 6-month adherence to a very low carbohydrate diet program», *Am J Med.*, 2002; 113: 30-36.

21. BREHM, B. J. *et al.*, «A Randomized Trial Comparing a Very Low Carbohydrate Diet and a Calorie-Restricted Low Fat Diet on Body Weight and Cardiovascular Risk Factors in Healthy Women», *J Clin Endocrinol Metab.*, 2003; 88: 1617-1623.

22. STERN, L. *et al.*, «The effects of low-carbohydrate versus conventional weight loss diets in severely obese adults: One-year followup of a randomized trial», *Ann Intern Med.*, 2004; 140:778-785.

23. NOBELS, F. *et al.*, «Weight Reduction With a High Protein, Low Carbohydrate, Caloric Restricted Diet: Effects on Blood Pressure, Glucose and Insulin Levels», *The Netherlands Journal of Medicine*, 1989; 35: 295-302.

24. KOPP, W., «Pathogenesis and etiology of essential hypertension: role of dietary carbohydrate», *Med Hypotheses*, 2005; 64:782-787.

25. Lucas, C. P. *et al.*, «Insulin and Blood Pressure in Obesity», *Hypertension*, 1985; 7:702-706.

27. Muscelli, E. *et al.*, Effect of insulin on renal sodium and uric acid handling in essential hypertension», *Am J Hypertens.*, 1996; 9:746-752.

28. Rocchini, A. P., «Proceedings of the Council for High Blood Pressure Research, 1990: Insulin Resistance and Blood Pressure Regulation in Obese and Nonobese Subjects: Special Lecture», *Hypertension*, 1991; 17:837-842.

29. Stamler, J. *et al.*, «Inverse relation of dietary protein markers with blood pressure. Findings for 10,020 men and women in the INTERSALT Study. INTERSALT Cooperative Research Group. International study of SALT and blood pressure», *Circulation*, 1996; 94: 1629-1634.

30. Liu, L. *et al.*, «WHO-CARDIAC Study Group. Inverse Relationship Between Urinary Markers of Animal Protein Intake and Blood Pressure in Chinese: Results from the WHO Cardiovascular Diseases and Alimentary Comparison (CARDIAC)», *Study. Int J Epidemiol.*, 2002; 31 227-33.2.

31. Lehninger, A. L., *Principios de bioquímica*, Barcelona, Omega, 1991: 531-557.

32. Okere, I. C. *et al.*, «Low carbohydrate/high-fat diet attenuates cardiac hypertrophy, remodeling, and altered gene expression in hypertension», *Hypertension*, 2006; 48:1116-1123.

33. Ratliff, J. C. *et al.*, «Eggs modulate the inflammatory response to carbohydrate restricted diets in overweight men», *Nutr Metab (Lond)*, 2008;5:6.

34. Mutungi, G. *et al.*, «Eggs distinctly modulate plasma carotenoid and lipoprotein subclasses in adult men following a carbohydrate-restricted diet», *J Nutr Biochem.*, 2010; 21(4):261-267.

35. Campillo-Soto, Á., *Toda la verdad sobre la dieta Dukan*, Barcelona, RBA, 2012.

36. Dukan, P., *El método Dukan ilustrado: Cómo adelgazar rápidamente y para siempre*, Barcelona, RBA, 2010.

37. Dukan, P., *No consigo adelgazar*, Barcelona, RBA, 2010

38. MIGUEL, M. *et al.*, «Antihypertensive peptides derived from egg proteins», *The Journal of Nutrition*, 2006; 1457-60.
39. MAJUMDER, K. *et al.*, «Angiotensin I converting enzyme inhibitory peptides from simulated in vitro gastrointestinal digestion of cooked eggs», *J Agric Food Chem.*, 2009; 57(2):471-7.

CAPÍTULO 6

1. DUKAN, P., *El método Dukan ilustrado: Cómo adelgazar rápidamente y para siempre*, Barcelona, RBA, 2010.
2. DUKAN, P., *No consigo adelgazar*, Barcelona, RBA, 2010.
3. CAMPILLO-SOTO, Á., *Toda la verdad sobre la dieta Dukan*, Barcelona, RBA, 2012.
4. AL-ZAID, N. S. *et al.*, «Carbohydrate ketogenic diet enhances cardiac tolerance to global ischaemia», *Acta Cardiol.*, 2007; 62:381-389.
5. PARKS, E. J. *et al.*, «Carbohydrate-Induced Hypertriacylglycerolemia: Historical Perspective and Review of Biological Mechanisms», *Am J Clin Nutr.*, 2000; 71:412-433.
6. DASHTI, H. M. *et al.*, «Ketogenic Diet Modifies the Risk Factors of Heart Disease in Obese Patients. Nutrition» 2003; 19: 901-902.
7. VOLEK, J. S. *et al.*, «Fasting Lipoprotein and Postprandial Triacylglycerol Responses to a Low-Carbohydrate Diet Supplemented With N-3 Fatty Acids», *J Am Col Nutr.*, 2000; 19:383-391.
8. PATSCH, J. R. *et al.*, «Relation of triglyceride metabolism and coronary artery disease: studies in the postprandial state», *Arterioscler Thromb.*, 1992; 12: 1336-1345.
9. AUSTIN, M. A. *et al.*, «Hypertriglyceridemia as a Cardiovascular Risk Factor», *Am J Cardiol.*, 1998; 81:7B-12B.
10. HELLERSTEIN, M. K., «Carbohydrate-induced hypertriglyceridemia: modifying factors and implications for cardiovascular risk», *Curr Opin Lipidol.*, 2002; 13:33-40.
11. HUDGINS, L. C. *et al.*, «Human fatty acid synthesis is stimulated by a eucaloric low fat, high carbohydrate diet.», *J Clin Invest.*, 1996; 97:2081-2091.

12. Hudgins, L. C., «Effect of high-carbohydrate feeding on triglyceride and saturated fatty acid synthesis», *Proc Soc Exp Biol Med.*, 2000; 225:178-183.

13. Yancy, W. S., Jr. *et al.*, «A low-carbohydrate, ketogenic diet versus a low-fat diet to treat obesity and hyperlipidemia: a randomized, controlled trial», *Ann Intern Med.*, 2004; 140:769-77.

14. Foster, G. D. *et al.*, «A Randomized trial of a lowcarbohydrate diet for obesity», *N Engl J Med.*, 2003; 348:2082-2090.

15. Austin, M. A. *et al.*, «Atherogenic lipoprotein phenotype. A proposed genetic marker for coronary heart disease risk», *Circulation*, 1990; 82:495-506.

16. Dreon, D. M. *et al.*, «A Very-Low-Fat Diet is not Associated With Improved Lipoprotein Profiles in Men With a Predominance of Large, Low-Density Lipoproteins», *Am J Clin Nutr.*, 1999; 69:411-418.

17. Campos, H. *et al.*, «Associations of hepatic and lipoprotein lipase activities with changes in dietary composition and low-density lipoprotein subclasses», *J Lipid Res.*, 1995; 36:462-472.

18. Sharman, M. J. *et al.*, «Very lowcarbohydrate and low-fat diets affect fasting lipids and postprandial lipemia differently in overweight men», *J Nutr.*, 2004; 134:880-885.

19. Westman, E. C. *et al.*, «Effect of a low-carbohydrate, ketogenic diet program compared to a low-fat diet on fasting lipoprotein subclasses», *Int J Cardiol.*, 2006; 110:212-216.

20. Dashti, H. M. *et al.*, «Beneficial effects of ketogenic diet in obese diabetic subjects», *Mol Cell Biochem.*, 2007; 302:249-256.

21. Dashti, H. M. *et al.*, «Long term effects of ketogenic diet in obese subjects with high cholesterol level», *Mol Cell Biochem*, 2006; 286:1-9.

22. Sondike, S. B. *et al.*, «Effects of a lowcarbohydrate diet on weight loss and cardiovascular risk factors in overweight adolescents», *J Pediatr.*, 2003; 42:253-258.

23. Willi, S. M. *et al.*, «The effects of a high-protein, low-fat, ketogenic diet on adolescents with morbid obesity: body composition, blood chemistries and sleep abnormalities», *Pediatrics*, 1998;101:61-67.

24. WESTMAN, E. C. et al., «Effect of 6-month adherence to a very low carbohydrate diet program», *Am J Med.*, 2002; 113:30-36.
25. BREHM, B. J. et al., «A Randomized Trial Comparing a Very Low Carbohydrate Diet and a Calorie-Restricted Low Fat Diet on Body Weight and Cardiovascular Risk Factors in Healthy Women», *J Clin Endocrinol Metab.*, 2003;88:1617-1623.
26. STERN, L. et al., «The effects of low-carbohydrate versus conventional weight loss diets in severely obese adults: One-year follow-up of a randomized trial», *Ann Intern Med.*, 2004; 140:778-785.
27. NOBELS, F. et al., «Weight Reduction With a High Protein, Low Carbohydrate, Caloric Restricted Diet: Effects on Blood Pressure, Glucose and Insulin Levels», *The Netherlands Journal of Medicine*, 1989; 35:295-302.
28. KOPP, W., «Pathogenesis and etiology of essential hypertension: role of dietary carbohydrate», *Med Hypotheses*, 2005; 64:782-787.
29. LUCAS, C. P. et al., «Insulin and Blood Pressure in Obesity», *Hypertension*, 1985; 7:702-706.
30. MUSCELLI, E. et al., «Effect of insulin on renal sodium and uric acid handling in essential hypertension», *Am J Hypertens.*, 1996; 9:746-752.
31. ROCCHINI, A. P., «Proceedings of the Council for High Blood Pressure Research, 1990: Insulin Resistance and Blood Pressure Regulation in Obese and Nonobese Subjects: Special Lecture», *Hypertension*, 1991; 17:837-842.
32. STAMLER, J. et al., «Inverse relation of dietary protein markers with blood pressure. Findings for 10,020 men and women in the INTERSALT Study. INTERSALT Cooperative Research Group. International study of SALT and blood pressure», *Circulation*, 1996; 94:1629-1634.
33. LIU, L. et al., «WHO-CARDIAC Study Group. Inverse Relationship Between Urinary Markers of Animal Protein Intake and Blood Pressure in Chinese: Results from the WHO Cardiovascular Diseases and Alimentary Comparison (CARDIAC) Study», *Int J Epidemiol.*, 2002; 31:227-233.
34. LEHNINGER, A. L., *Principios de bioquímica*, Barcelona, Omega, 1991: 531-557.

35. OKERE, I. C. *et al.*, «Low carbohydrate/high-fat diet attenuates cardiac hypertrophy, remodeling, and altered gene expression in hypertension», *Hypertension*, 2006; 48:1116-1123.
36. RATLIFF, J. C. *et al.*, «Eggs modulate the inflammatory response to carbohydrate restricted diets in overweight men», *Nutr Metab (Lond)*, 2008; 5:6.
37. MUTUNGI, G. *et al.*, «Eggs distinctly modulate plasma carotenoid and lipoprotein subclasses in adult men following a carbohydrate-restricted diet», *J Nutr Biochem*, 2010; 21(4):261-267.
38. PÉREZ-GUISADO, J., «Ketogenic diets: additional benefits to the weight loss and unfounded secondary effects», *Arch Latinoam Nutr.*, 2008; 58(4):323-329.

CAPÍTULO 7

1. CAMPILLO-SOTO, A., *Toda la verdad sobre la dieta Dukan*, Barcelona, RBA, 2012.
2. INZUCCHI, S. E., «Diagnosis of Diabetes», *NEJM*, 2012; 367:542-550.
3. FEINMAN, R. D., «Dietary carbohydrate restriction in the management of diabetes: The 15 theses» (<http://rdfeinman.wordpress.com>, consultada el 21 de Julio de 2012).
4. DUKAN, P., *El método Dukan ilustrado: Cómo adelgazar rápidamente y para siempre*, Barcelona, RBA, 2010.
5. DUKAN, P., *No consigo adelgazar*, Barcelona, RBA, 2010.
6. PÉREZ-GUISADO, J., «Ketogenic diets: additional benefits to the weight loss and unfounded secondary effects», *Arch Latinoam Nutr.*, 2008; 58(4):323-329.
7. DASHTI, H. M. et al., «Ketogenic Diet Modifies the Risk Factors of Heart Disease in Obese Patients», *Nutrition*, 2003; 19:901-902.
8. DASHTI, H. M. *et al.*, «Beneficial effects of ketogenic diet in obese diabetic subjects», *Mol Cell Biochem.*, 2007; 302:249-256.
9. DASHTI, H. M. *et al.*, «Long term effects of ketogenic diet in obese subjects with high cholesterol level», *Mol Cell Biochem.*, 2006; 286:1-9.

10. BREHM, B. J. *et al.*, «A Randomized Trial Comparing a Very Low Carbohydrate Diet and a Calorie-Restricted Low Fat Diet on Body Weight and Cardiovascular Risk Factors in Healthy Women», *J Clin Endocrinol Metab.*, 2003; 88: 1617-1623.

11. NOBELS, F. *et al.*, «Weight Reduction With a High Protein, Low Carbohydrate, Caloric Restricted Diet: Effects on Blood Pressure, Glucose and Insulin Levels», *The Netherlands Journal of Medicine*, 1989; 35:295-302.

12. GANNON, M. C. *et al.*, «Effect of a high-protein, low-carbohydrate diet on blood glucose control in people with type 2 diabetes», *Diabetes*, 2004; 53:2375-2382.

13. BODEN, G. *et al.*, «Effect of a low-carbohydrate diet on appetite, blood glucose levels, and insulin resistance in obese patients with type 2 diabetes», *Ann Intern Med.*, 2005; 142:403-411.

14. NUTTALL, F. Q. *et al.*, «The metabolic response to a high-protein, low-carbohydrate diet in men with type 2 diabetes mellitus», *Metabolism*, 2006; 55:243-251.

15. VOLEK, J. S. *et al.*, «Comparison of a Very Low-Carbohydrate and Low-Fat Diet on Fasting Lipids, LDL Subclasses, Insulin Resistance, and Postprandial Lipemic Responses in Overweight Women», *J Am Coll Nutr.*, 2004; 23:177-184.

16. BISSCHOP, P. H. *et al.*, «Dietary fat content alters insulin-mediated glucose metabolism in healthy men», *Am J Clin Nutr.*, 2001; 73:554-9.

17. YANCY, W. S. *et al.*, «A low-carbohydrate, ketogenic diet to treat type 2 diabetes», *Nutr Metab.*, 2005; 2:34.

18. WESTMAN, E. C. *et al.*, «A Pilot Study of a Low-Carbohydrate, Ketogenic Diet for Obesity-Related Polycystic Ovary Syndrome», *J Gen Intern Med.*, 2004; 19(1S):111.

19. MAVROPOULOS, J. C. *et al.*, «The effects of a low-carbohydrate, ketogenic diet on the polycystic ovary syndrome: A pilot study», *Nutr Metab.*, 2005; 2:35.

20. MAJOR, C. A. *et al.*, «The effects of carbohydrate restriction in patients with diet-controlled gestational diabetes», *Obstet Gynecol.*, 1998;9:600-604.

21. FARRÉS, J. *et al.*, «Revealing the molecular relationship between type 2

diabetes and the metabolic changes induced by a very-low-carbohydrate low-fat ketogenic diet», *Nutr Metab (Lond)*, 2010; 7:88.

22. POPLAWSKI, M. M. *et al.*, «Reversal of diabetic nephropathy by a ketogenic diet», *PLoS One*, 2011; 6(4):e18604.

23. KOWLURU, R. A. *et al.*, «Reversal of hyperglycemia and diabetic nephropathy: effect of reinstitution of good metabolic control on oxidative stress in the kidney of diabetic rats», *J Diabetes Complications*, 2004; 18(5):282-288.

24. TONNA, S. *et al.*, «Metabolic memory and diabetic nephropathy: potential role for epigenetic mechanisms», *Nat Rev Nephrol.*, 2010; 6(6):332-341.

25. YANCY, W. S. JR. *et al.*, «Acid-base analysis of individuals following two weight loss diets», *Eur J Clin Nutr.*, 2007 Dec; 61(12):1416-22.

26. TAUBES, G., *Good Calories, Bad Calories*, Anchor Books, 2007.

27. VOLEK, J. y S. PHINNEY, *The Art and Science of Low Carbohydrate Living*, Beyond Obesity, 2011.

CAPÍTULO 8

1. CAMPILLO-SOTO, Á., *Toda la verdad sobre la dieta Dukan*, Barcelona, RBA, 2012.

2. DUKAN, P., *El método Dukan ilustrado: Cómo adelgazar rápidamente y para siempre*, Barcelona, RBA, 2010.

3. DUKAN, P., *No consigo adelgazar*, Barcelona, RBA, 2010

4. «Alimentos, nutrición, actividad física y la prevención del cáncer: una perspectiva Mundial» <http://publications.paho.org/product.php?productid=927>

5. CAMPILLO-SOTO, Á., *Utilidad clínica de las escalas de riesgo en cirugía: Validación y aplicación de sistemas pronósticos de morbi-mortalidad en las especialidades quirúrgicas*, Saarbücken, EAE, 2011.

6. <www.wcrf.org> (consultada el 23 de enero de 2011).

7. WISE, J., «A third of all cancers in the UK are potentially preventable, finds review», BMJ, 2011; 343:d7999.

8. BELIVEAU, R., *Alimentos contra el cáncer. La alimentación como prevención y tratamiento del cáncer*, Barcelona, RBA, 2009.

9. FOLKMAN, J. *et al.*, «Cancer without disease», *Nature*, 2004; 427:787-791.

10. FOGG, V. C., «Mitochondria in cancer: at the crossroads of life and death», *Chin J Cancer*, 2011; 30(8):526-539.

11. COY, J. F., *La nueva dieta anticáncer: Cómo detener el gen del cáncer*, Barcelona, Hispano Europea, 2010.

12. SEYFRIED, T. N. *et al.*, «Cancer as a metabolic disease», *Nutr Metab (Lond)*, 2010; 7:7.

13. KLEMENT, R. J. *et al.*, «Is there a role for carbohydrate restriction in the treatment and prevention of cancer?», *Nutr Metab (Lond)*, 2011 Oct 26; 8(1):75.

14. BÉJAR, L. M. *et al.*, «Effects of changes in dietary habits on colorrectal cancer incidence in twenty countries from four continents during the period 1971-2002», *Rev Esp Enferm Dig.*, 2011; 103(10):519-529.

15. SU, R., *Carbohydrates Can Kill*, Two Harbors Press, 2009.

16. WICKI, A. *et al.*, «Diet and cancer», *Swiss Med Weekly*, 2011; 141: w13250.

17. WARBÜRG, O., «On the origin of cancer cells», *Science*, 1956; 123(3191):309-314.

18. GOGVADZE, V. *et al.*, «Mitochondria in cancer cells: What is so special about them?», *Trends Cell Biol.*, 2008; 18(4):165-173.

19. BONNET, S. *et al.*, «A mitochondrialK+ channel axis is suppressed in cancer and its normalization promotes apoptosis and inhibits cancer growth», *Cancer Cell.*, 2007; 11(1):37-51.

20. XIE, H. *et al.*, «LDH-A inhibition, a therapeutic strategy for treatment of heriditary leiomyomatosis and renal cell cancer», *Mol Cancer Ther.*, 2009; 8(3):626-635.

21. HATZIVASSILIOU, G. *et al.*, «ATP citrate lyase inhibition can suppress tumor cell growth», *Cancer Cell.*, 2005; 8(4):311-321.

22. MORENO-SÁNCHEZ, R. *et al.*, «Energy metabolism in tumor cells», *FEBS J.*, 2007; 274(6):1393-1418.

23. PÉREZ-GUISADO, J., «Ketogenic diets: additional benefits to the

weight loss and unfounded secondary effects», *Arch Latinoam Nutr.*, 2008; 58(4):323-329.

24. SEYFRIED, T. N. *et al.*, «Cancer as a metabolic disease», *Nutr Metab (Lond)*, 2010; 7:7.

25. REITZER, L. J. *et al.*, «Evidence that glutamine, not sugar, is the major energy source for culture HeLa cell», *J Biol Chem.*, 1979; 254:2669-2831.

26. YUNEVA, M., «Finding an "Achilles' Heel" of cancer: the role of glucose and glutamine metabolism in the survival of transformed cells», *Cell Cycle*, 2008; 7:2083-2089.

27. DEBERARDINIS, R. J. *et al.*, «Q's next: the diverse functions od glutamine in metabolism, cell biology and cancer», *Oncogene*, 2009.

28. YANG, C. *et al.*, «Glioblastoma cells require glutamate dehydrogenase to survive impairments of glucose metabolism Akt signaling», *Cancer Res.*, 2009.

29. CORDAIN, L. *et al.*, «Macronutrient estimations in hunter-gatherer diets», *Am J Clin Nutr.*, 2000; 72:1589-1592.

30. HU, Y. et al., «Stable isotope dietary analysis of the Tianyuan 1 early modern human», *Proc Natl Acad Sci USA*, 2009; 106:10971-10974.

31. FASANO, A., «Zonulin and its regulation of intestinal barrier function: the biological door to inflammation, autoimmunity, and cancer», *Physiol Rev*, 2011; 91:151-175.

32. GONZÁLEZ, F. *et al.*, «Altered tumor necrosis factor alpha release from mononuclear cells of obese reproductive-age women during hyperglycemia», *Metabolism*, 2006; 55:271-276.

33. MANTOVANI, A. *et al.*, «Cancer-related inflammation», *Nature*, 2008; 454:436-444.

34. MAVROPOULOS, J. C. *et al.*, «Is there a role for a lowcarbohydrate ketogenic diet in the management of prostate cancer?», *Urology*, 2006; 68:15-18.

35. FINE, E. J. *et al.*, «Carbohydrate restriction in patients with advanced cancer: a protocol to assess safety and feasibility with an accompanying hypothesis», *Commun Oncol.*, 2008; 5:22-26.

36. RIEGER, J. *et al.*, «The ERGO trial: A pilot study of a ketogenic

diet in patients with recurrent glioblastoma», J *Clin Oncol. (Meeting Abstracts)*, 2010; 28:e12532.

37. NEBELING, L. C. *et al.*, «Implementing a ketogenic diet based on medium-chain triglyceride oil in pediatric patients with cancer», *J Am Diet Assoc.*, 1995; 95:693-697.

38. NEBELING, L. C. *et al.*, «Effects of a ketogenic diet on tumor metabolism and nutritional status in pediatric oncology patients: two case reports», *J Am Coll Nutr.*, 1995; 14:202-208.

39. SCHMIDT, M. *et al.*, «Effects of a ketogenic diet on the quality of life in 16 patients with advanced cancer: A pilot trial», *Nutr Metab (Lond)*, 2011, 8:54.

40. ROSSI-FANELLI, F. *et al.*, «Effect of energy substrate manipulation on tumour cell proliferation in parenterally fed cancer patients», *Clin Nutr.*, 1991; 10:228-232.

41. FINE, E. J. *et al.*, «A pilot safety and feasibility trial of a reduced carbohydrate diet in patients with advanced cancer», *J Clin Oncol.*, 2011; 29(suppl; abstr e13573).

42. MASKO, E. M. *et al.*, «Low-carbohydrate diets and prostate cancer: how low is "low enough"?», *Cancer Prev Res (Phila)*, 2010; 3:1124-1131.

43. FREEDLAND, S. J. *et al.*, «Carbohydrate restriction, prostate cancer growth, and the insulin-like growth factor axis», *Prostate*, 2008; 68:11-19.

44. TANNENBAUM, A., «The Genesis and Growth of Tumors. II. Effects of Caloric Restriction per se», *Cancer Res.*, 1942; 2:460-467.

45. ZUCCOLI, G. *et al.*, «Metabolic management of glioblastoma multiforme using standard therapy together with a restricted ketogenic diet: Case Report», *Nutr Metab (Lond)* 2010;7:33.

46. HO, V. W. *et al.*, «A Low Carbohydrate, High Protein Diet Slows Tumor Growth and Prevents Cancer Initiation», *Cancer Res.*, 2011.

47. OTTO, C. *et al.*, «Growth of human gastric cancer cells in nude mice is delayed by a ketogenic diet supplemented with omega-3 fatty acids and medium-chain triglycerides», *BMC Cancer*, 2008; 8:122.

48. VAN NESS VAN ALSTYNE, E. *et al.*, «Diet studies in transplantable tumors. I. The effect of non-carbohydrate diet upon the growth of transplantable sarcoma in rats», *J Med Res.*, 1913; 217-232.

49. MAURER, G. D. *et al.*, «Differential utilization of ketone bodies by neurons and glioma cell lines: a rationale for ketogenic diet as experimental glioma therapy», *BMC Cancer*, 2011; 11:315.

50. FINE, E. J. *et al.*, «Acetoacetate reduces growth and ATP concentration in cancer cell lines which over-express uncoupling protein 2», *Cancer Cell International*, 2009; 9:14:11.

51. BREITKREUTZ, R. *et al.*, «Effects of a high-fat diet on body composition in cancer patients receiving chemotherapy: a randomized controlled study», *Wien Klin Wochenschr*, 2005; 117:685-692.

52. FEARON, K. C. *et al.*, «Cancer cachexia: influence of systemic ketosis on substrate levels and nitrogen metabolism», *Am J Clin Nutr.*, 1988; 47:42-48.

53. BECK, S. A. et al., «Effect of insulin on weight loss and tumour growth in a cachexia model», *Br J Cancer*, 1989; 59:677-681.

54. TISDALE, M. J. *et al.*, «A comparison of long-chain triglycerides and mediumchain triglycerides on weight loss and tumour size in a cachexia model», *Br J Cancer*, 1988; 58:580-583.

55. TISDALE, M. J. *et al.*, «Reduction of weight loss and tumour size in a cachexia model by a high fat diet», *Br J Cancer*, 1987; 56:39-43.

56. FEARON, K. C. *et al.*, «Failure of systemic ketosis to control cachexia and the growth rate of the Walker 256 carcinosarcoma in rats», *Br J Cancer*, 1985; 52:87-92.

57. MAGEE, B. A. *et al.*, «The inhibition of malignant cell growth by ketone bodies», *Aust J Exp Biol Med Sci*, 1979; 57:529-539.

58. CONYERS, R. A. *et al.*, «Cancer, ketosis and parenteral nutrition», *Med J Aust.*, 1979; 1:398-399.

59. ZHOU, W. *et al.*, «The calorically restricted ketogenic diet, an effective alternative therapy for malignant brain cancer», *Nutr Metab (Lond)*, 2007; 4:5.

60. TISDALE, M. J. *et al.*, «Loss of acetoacetate coenzyme A transferase activity in tumours of peripheral tissues», *Br J Cancer*, 1983; 47:293-297.

61. YOUNG, V. R., «Energy metabolism and requirements in the cancer patient», *Cancer Res.*, 1977; 37:2336-47.

62. GAMBARDELLA, A. *et al.*, «Different contribution of substrates oxidation to insulin resistance in malnourished elderly patients with cancer», *Cancer*, 1993; 72:3106-3113.

63. CONYERS, R. A. *et al.*, «Nutrition and cancer», *Br Med J*, 1979, 1:1146.

64. WATERHOUSE, C. *et al.*, «Gluconeogenesis from alanine in patients with progressive malignant disease», *Cancer Res*, 1979; 39:1968-1972.

65. PERMERT, J. *et al.*, «Improved glucose metabolism after subtotal pancreatectomy for pancreatic cancer», *Br J Surg.*, 1993; 80:1047-1050.

66. YOSHIKAWA, T. *et al.*, «Effects of tumor removal and body weight loss on insulin resistance in patients with cancer», *Surgery*, 1994; 116:62-66.

67. MAKINO, T. *et al.*, «Circulating interleukin 6 concentrations and insulin resistance in patients with cancer», *Br J Surg.*, 1998; 85:1658-1662.

68. MARAT, D. *et al.*, «Insulin resistance and tissue glycogen content in the tumor-bearing state», *Hepatogastroenterology*, 1999; 46:3159-3165.

69. McCALL, J. L. *et al.*, «Serum tumour necrosis factor alpha and insulin resistance in gastrointestinal cancer», *Br J Surg.*, 1992, 79:1361-1363.

70. LUNDHOLM, K. *et al.*, «Insulin resistance in patients with cancer», *Cancer Res.*, 1978; 38:4665-4670.

71. GOODWIN, P. J. *et al.*, «Insulin-like growth factor binding proteins 1 and 3 and breast cancer outcomes», *Breast Cancer Res Treat.*, 2002; 74:65-76.

72. VENKATESWARAN, V. *et al.*, «Association of diet-induced hyperinsulinemia with accelerated growth of prostate cancer (LNCaP) xenografts», *J Natl Cancer Inst.*, 2007; 99:1793-1800.

73. LaPENSEE, C. R. *et al.*, «Insulin stimulates interleukin-6 expression and release in LS14 human adipocytes through mul-

tiple signalling pathways», *Endocrinology*, 2008; 149:5415-5422.

74. SHANMUGAM, N. *et al.*, «High glucose-induced expression of proinflammatory cytokine and chemokine genes in monocytic cells», *Diabetes*, 2003; 52:1256-1264.

75. ELY, J. T. *et al.*, «Glucose and cancer», *N Z Med J.*, 2002; 115:U123.

76. IKEDA, F. *et al.*, «Hyperglycemia increases risk of gastric cancer posed by Helicobacter pylori infection: a population-based cohort study», *Gastroenterology*, 2009; 136:1234-1241.

77. JEE, S. H. *et al.*, «Fasting serum glucose level and cancer risk in Korean men and women», *JAMA*, 2005; 293:194-202.

78. KRONE, C. A. *et al.*, «Controlling hyperglycemia as an adjunct to cancer therapy», *Integr Cancer Ther.*, 2005; 4:25-31.

79. MAESTU, I. *et al.*, «Pretreatment prognostic factors for survival in small-cell lung cancer: a new prognostic index and validation of three known prognostic indices on 341 patients», *Ann Oncol.*, 1997; 8:547-553.

80. McGIRT, M. J. *et al.*, «Persistent outpatient hyperglycemia is independently associated with decreased survival after primary resection of malignant brain astrocytomas», *Neurosurgery*, 2008; 63:286-291.

81. KOROLJOW, S., «Two cases of malignant tumors with metastases apparently treated successfully with hypoglycemic coma», *Psychiatr Q.*, 1962, 36:261-270.

82. MARSH, J. *et al.*, «Akt-dependent proapoptotic effects of dietary restriction on late-stage management of a phosphatise and tensin homologue/tuberous sclerosis complex 2-deficient mouse astrocytoma», *Clin Cancer Res.*, 2008; 14:7751-7762.

83. SEYFIELD, N. T. *et al.*, «Role of glucose and ketonic bodies in the metabolic control of experimental brain cancer», *Br J Cancer*, 2003; 89:1375-1382.

84. VEECH, R. L. *et al.*, «Ketone bodies, potencial therapeutic uses», *IUBMB Life*, 2001; 51:241-247.

85. VEECH, R. L., «The Therapeutic implications of ketone bodies: The effects of ketone bodies in pathological conditions: cetosis,

ketogenic diet, redox states, insuline resistance, and mitocondrial metabolism», *Prostagladins Leukot Essent Fatty Acids*, 2004; 70:309-319.

86. CHANCE, B. *et al.*, «Hydroperoxide metabolismo in mamalian organs», *Physiol Rev.*, 1979; 59:527-605.

87. ARGILES, J. M. *et al.*, «Cancer cachexia: the molecular mechanisms», *Int J Biochem Cell Biol.*, 2003; 35:405-409.

88. TISDALE, M. J., «Cancer anorexia and cachexia», *Nutrition*, 2001; 17:438-442.

89. TISDALE, M. J., «Biology of cachexia», *J Nat Cancer Inst.*, 1997; 89:1763-1773.

90. AGGARWAL, B. B., *Healing Spices. How to use 50 everyday and exotic spices to boost health and beat disease*, Sterling, 2011.

91. MARX, J., «Cancer research: Inflammation and cancer: The link grows stronger», *Science*, 2004; 306(306):5698-5966.

92. KARIN, M. *et al.*, «NK-KappaB: Linking inflammation and immunity to cancer development and progression», *Nature Reviews Immunology*, 2005; 5(10):749-759.

93. DODD, M. J. *et al.*, «A randomized controlled trial of home-based exercise for cancer-related fatigue in women during and after chemotherapy with or without radiation therapy», *Cancer Nurs.*, 2010; 33(4):245-57.

94. MOROS, M. T. *et al.*, «Effects of an exercise training program on the quality of life of women with breast cancer on chemotherapy», *Rev Med Chil.*, 2010; 138(6):715-722.

95. DJURIC, Z. *et al.*, «A diet and exercise intervention during chemotherapy for breast cancer», *Open Obes J.*, 2011; 3:87-97.

96. LUSTIG, R. H. *et al.*, «The toxic truth about sugar», *Nature*, 2012; 482:27-29.

97. LEE, C. *et al.*, «Fasting vs dietary restriction in cellular protection and cancer treatment: from model organisms to patients», *Oncogene*, 2011; 30(30):3305-16.

98. RAFFAGHELO, L. *et al.*, «Fasting and differential chemotherapy protection in patients», *Cell Cycle*, 2010; 9:22:4474-4476.

99. RAFFAGHELO, L. *et al.*, «Starvation-dependent differential stress

resistance protects normal but not cancer cells against high-dose chemotherapy», *Proc Natl Acad Sci USA*, 2008; 105:8215-8220.

100. LEE, C. *et al.*, «Reduced levels of IGF-1 mediate differential protection of normal and cancer cells in response to fasting and improve chemotherapeutic index in mice», *Cancer Res.*, 2010; 70:1564-1572.

LOS AUTORES

Álvaro Campillo Soto (Cartagena, 1978) es doctor en medicina y cirugía, y está especializado en cirugía general y digestiva. Ejerce como cirujano en el Hospital General Universitario Morales Meseguer de Murcia. Además es profesor colaborador honorario de la Facultad de Medicina de la Universidad de Murcia desde 2009, profesor del máster *online* de Coloproctología de la Universidad de Zaragoza desde 2011, y diplomado superior en metodología de la investigación.

Entre los galardones que ha obtenido destacan el Premio Nacional Profesor Barea (2006 y 2008; de hecho, fue el médico más joven que lo consiguió), el Premio de la Cátedra Pfizer a la Innovación y Excelencia en Gestión Clínica (2007) y el Premio Nacional de Investigación CTO-Ulysses (2009).

Su labor investigadora se centra en la calidad asistencial, las escalas de riesgo y el análisis sobre la metodología científica de los trabajos publicados. Pertenece al Grupo de Investigación Clínica en Cirugía Aplicada (GICCA) de la Universidad de Murcia. También participó como representante español en el Proyecto Europeo de Obesidad Mórbida (European Obesity Academy, EOA) del Karolinska Institutet de Estocolmo (2008-2010). Su trayectoria científica se ha visto reflejada en la publicación de más de sesenta artículos publicados en revistas nacionales e internacionales, cinco capítulos de libros sobre medicina y cirugía y un libro sobre su tesis doctoral.

Jesus Cánovas Vera (Murcia, 1983). Licenciado en medicina por la Universidad de Murcia, trabaja en la Unidad de Cuidados Intensivos y Cardíacos del Hospital General Universitario Morales Meseguer desde hace cinco años. Ha participado en más de treinta comunicaciones y ponencias en congresos nacionales e internacionales. En 2009 y 2011 participó en la obtención del Premio Nacional Best in Class, en la categoría de mejor unidad de cuidados intensivos. Por último, ganó el Premio sobre Hipertensión Arterial de la Sociedad Murciana de Hipertension Arterial en 2009.

María Carmen Hernández Ferrándiz (Villena, 1972). Es diplomada en enfermería por la Universidad de Valencia, y diplomada en dietética y nutrición por la Universidad Católica de Murcia. También es experta universitaria en cuidados y curas de heridas crónicas por la Universidad de Cantabria, y experta universitaria en el cuidado integral del paciente ostomizado por la Universidad Europea de Madrid. Desde 2004 es supervisora de enfermería de las unidades de Cirugía General y Digestiva y Estomatoterapia y Ostomías del Hospital General Universitario Morales Meseguer de Murcia. Ha participado en diversos cursos y comunicaciones, y ha colaborado en proyectos de investigación sobre calidad asistencial, mejora de estancias y cáncer.

Robert Su (Taipei, Taiwán, 1942). Es doctor en medicina, licenciado en farmacia, acupuntor, y especialista en anestesia, reanimación y tratamiento del dolor por la Universidad de Virginia (Estados Unidos). Suele impartir conferencias sobre la importancia de la alimentación en la salud. Es autor del libro *The Carbohydrates Can Kill* ('Los carbohidratos pueden matar', 2011). Actualmente dirige y escribe el blog carbohydratescankill.

Miguel Martín (Pamplona, 1985). Es licenciado en medicina por la Universidad de Murcia. Trabaja en el Servicio de Medicina Interna del Hospital General Universitario Morales Meseguer. Colabora en la realización de comunicaciones y charlas para congresos, revistas y blogs. Mente inquieta por definición, es un apasionado del deporte, las nuevas tecnologías y la buena gastronomía española.